Antonina Kravtsova

Technologien der Rettung und harmonischer Entwicklung

Das von den Materialen der Lehre
von Grigori Grabovoi abgeleitete Werk

Antonina Kravtsova

Die Technologien der Rettung und harmonischer Entwicklung.

Das von den Materialen der Lehre von Grigori Grabovoi abgeleitete Werk.

Die Erkenntnis jeder Handlung führt den Menschen sofort zum Verstehen seiner Mitbeteiligung an der Rettung der Welt durch die Technologien der Makrorettung, die G.P. Grabovoi beibringt. Die gegebenen Technologien hat Grigori Petrovich Grabovoi in 2002 in seinen Materialen der Lehre „Über die Rettung und harmonische Entwicklung" dargestellt:

16. April 2002: „**Die 1. Vorlesung. Die Einführung** - für die Referenten der ersten Stufe".

23. April 2002: „**LNU Vorlesung 2**. Das System der Rettung und harmonischer Entwicklung von Grigori Grabovoi. Die Methode der Steuerung durch die Konzentration auf die Zahlen und Bildung von Zahlenreihen."

14. Mai 2002: „**LNU Vorlesung 3**. Das System der Rettung und harmonischer Entwicklung. Steuerung durch Sätze. Acht Methoden."

22. Mai 2002: „**LNU Vorlesung 4**. Das System der Rettung und harmonischer Entwicklung. Technologien und Methoden der Steuerung durch Farben."

27. Mai 2002: „**LNU Vorlesung 5**. Die Technologie der Rettung und harmonischer Entwicklung. Die Methoden der Steuerung durch Klang und Farben."

Technologien stellen praktisch das Basismaterial sowohl für die Anfänger in Bezug auf die Lehre von Grigori Grabovoi als auch für diejenigen, die schon lange Steuerung praktizieren, dar. Wenn der Mensch die Methoden und Technologien für die Lösung seiner Aufgaben anwendet, harmonisiert er nicht nur seine Ereignisse, sondern er kann die ursprüngliche Lehre anderen Menschen weiter leiten, damit sie ihre Ereignisse steuern können, unter anderem auch für Regenerierung und Genesung, um ewig leben zu können.

Jelezky publishing UG, Hamburg
www.jelezky-publishing.com
1. deutsche Auflage, August 2017
© 2017, Jelezky Publishing UG (Herausgeber), Hamburg

ISBN: 978-3-945549-40-7

INHALT

1. Einführung

Grabovoi Grigori Petrovich, der Autor der Lehre „Über die Rettung und harmonische Entwicklung", wurde geboren am 14. November 1963 in der Gemeinde Kirovskiy (Dorf Bogara), Bezirk Kirovskiy, Kreis Chimkent Kasachischer SSR.

Grabovoi Grigori Petrovich ist der Doktor der physik-mathematischen Wissenschaft, Akademiker, Autor der Entdeckung von dem aufbauenden Informationsbereich und der Originalwerke im Bereich der Zukunftsprognose, deren Steuerung und Korrektur.

Grabovoi G. P. hat das Exklusivrecht auf registrierte Marken „GRABOVOI®" und „GRIGORI GRABOVOI®" auf dem Gebiet der Europäischen Union, Japan, China, Australien und USA (http://www.ggrig.com/ru/trademarks-certificates/).

Protokollierte Ergebnisse von Grabovoi G. P. in Bezug auf genaue übersinnliche Diagnostik und präventive Prognose, in Bezug auf die Steuerung der Ergebnisse durch Generierung des Biosignals und Gedankenübertragung sind in den ersten drei Bändern des Buches „Steuerungspraxis. Der Weg der Rettung" dargestellt, protokollierte Ergebnisse derjenigen, die die Lehre von Grigori Grabovoi praktizieren, sind in den Büchern „Steuerungspraxis. Der Weg der Rettung" Band 4, 5, 6 dargestellt (http://www.ggrig.com/ru/control-practices-1-6/).

Die Lehre von Grigori Grabovoi „Über die Rettung und ewige harmonische Entwicklung" ist *„konkret erschaffen, damit jeder sich real retten und dabei die Technologien der ewigen Entwicklung haben kann; und derjenige muss so handeln, wie der Schöpfer es macht, weil es ein System darstellt, das ausgerechnet den Weg der ewigen Entwicklung zeigt."*

Im Werk „Die Methoden der Verbreitung der Werke von Grigori Grabovoi im sozialen Internetnetz" von G. P. Grabovoi in der Methode 49 ist geschrieben, dass um die Lehre weiter verbreiten zu können, muss man zunächst ein Werk und erst danach die anderen weiter verbreiten. Es gibt natürlich solche Werke, mit denen man seine Bekanntschaft mit der Lehre von Grigori Grabovoi anfangen soll - es ist das bereits dargestellte „Praktizieren der Steuerung. Der Weg der Rettung.", es sind „Das einheitliche Wissenssystem" - http://goo.gl/GN40bu, „Angewandte Strukturen des aufbauenden Informationsbereichs" -

http://goo.gl/V5qfsp, „Die Auferstehung von Menschen und das ewige Leben sind ab jetzt unsere Realität!"

Jedes werk von Grigori Petrovich kann für den Menschen interessant sein, weil Menschen verschiedenes Vorbereitungsniveau, verschiedene Interessen haben: vielleicht wird es jemand wollen, die Ewigkeit nach den Bildern aus den Alben „Die Erscheinungsformen der Ewigkeit" von G. P. Grabovoi zu erschaffen - http://goo.gl/yNKnoI, vielleicht wird jemand sich für das Werk „Lebendige Kosmosoziologie der geistigen Kunst von Russland" interessieren - http://goo.gl/1E5cfI, und so weiter.

Die Wahl eines konkreten Werks zwecks Verbreitung in einem sozialen Netzwerk, zum Beispiel bei Facebook, kann man nach dem unten angegebenen Schema durchführen.

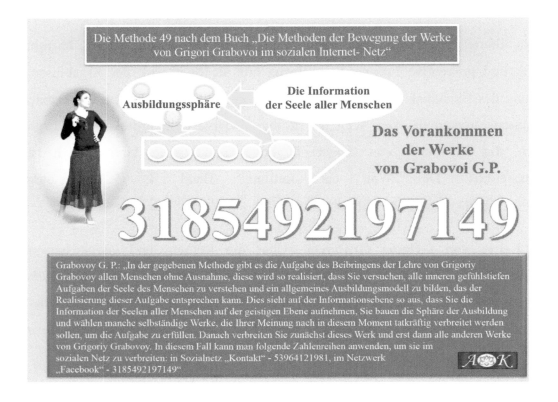

Der Lehrgang für die Dozenten der Anfangsstufe ist dadurch interessant, dass er die Technologien der Rettung für das Verstehen ganz einfacher Tatsachen, die jedem zugänglich sind, bittet. Die Steuerung findet durch die Bildung der Struktur des eigenen Bewusstseins statt.

In seinen Vorlesungen bringt der Autor der Lehre die Technologien mit Anwendung von Steuersystemen bei - solcher wie Konzentration auf Zahlen, Arbeit mit Buchstaben,

Sätzen und Wörtern, Steuerungssysteme mit Anwendung von Blumen, Klangen und Formen. Die Technologien werden im abgeleiteten Werk so gezeigt, wie sie vom Autor gegeben wurden, weil die Ordnungsfolge für das Verstehen sehr wichtig ist. Wenn der Mensch das Material durcharbeitet und es versteht, lernt er dabei die Schemen der Steuerung des geistigen Sehens oder versteht einfach, dass er bereits seit langer Zeit das geistige Sehen besitzt.

Die Sache ist die, dass bei der Steuerung - so Grigori Grabovoi - *„die bereits in vieler Hinsicht seit der Geburt des Menschen bekannten Mechanismen benutzt werden, das heißt die Mechanismen des Denkens und die Mechanismen, die eigentlich so zu sagen automatisch existieren"*

Der Lehrgang betrachtet das Steuerungssystem und praktisch die Organisation von so einer Form kollektiver Realität, die ewig existiert, und das wiederum bedeutet, dass jeder Mensch ewig in seinem physischen Körper leben muss. Aus diesem Grund sind alle Technologien des Lehrgangs auf die Vorbeugung eventueller globaler Katastrophen gerichtet. Diese erschaffene Ebene zeigt, dass der Wert des physischen Körpers kostbar und unzerstörbar sein muss. Diese Ebene ist die Ebene empfohlener Ausbildung.

2. Die Grundsätze der Steuerung

Es gibt eine Variante des logisch verständlichen Systems, in der sich zukünftige Prozesse in Form von Zahlen widerspiegeln: zum Beispiel, zwei plus zwei macht vier. Eine Vier ist bereits eine Handlung, die scheint, sich in die Zukunft zu verbreiten. Das heißt, wir machen Folgendes: wir addieren jetzt „zwei und zwei" und bekommen „vier" in der Zukunft. Dieses Beispiel bildet viele Assoziationen. Das heißt, man kann das Endobjekt der Handlung steuern.

Es gibt zum Beispiel ein Büro für zwei Personen. Es ist ein kleiner Raum. Das Business wächst. Noch zwei Mitarbeiter werden gebraucht und der Raum muss vergrößert werden. Wir konzentrieren uns auf die Zahl Vier, es ist die Lösung für unsere Aufgabe, für unser Projekt. „Plus zwei" bedeutet zwei Mitarbeiter, obwohl es auch mehr sein kann, es ist ebenso ein neues Büro, es ist einfach eine Businesserweiterung. Was braucht man dafür? Erstens, dass die Welt überhaupt existiert, es ergibt sich, dass wir in die Zahl Zwei die Makrorettung einfügen.

„Plus zwei" ist der Weg, die Handlung, die man leisten muss.

In Wirklichkeit denkt der Mensch all das durch, was auf der logischen Ebene gebildet wurde, und der Weg ohne Steuerung wird nur länger sein, weil die Ebene der Realisierung der Aufgabe nicht aufgebaut wird. Während der Ausübung der Steuerung löst sich die Aufgabe quasi von selbst: neue Mitarbeiter werden angestellt, neues Büro wird gefunden. Und die Aufgabe ist gelöst.

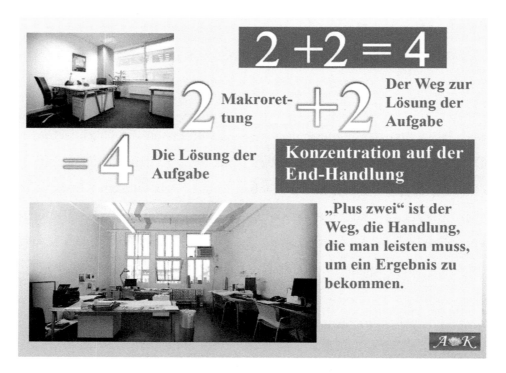

Diese einfache arithmetische Operation kann angewendet werden, um zum Beispiel die Rettungstechnologie verstehen zu können, indem man das Verstehen in die Vier einfügt und das Addieren assoziiert, und dabei neue Technologien zufügt.

Die einfachste erste Technologie ist die Steuerung mit der Konzentration auf das Endobjekt der Handlung. Und ein Beispiel - der Mensch geht in den Laden, um etwas zu kaufen. Die Handlungsschritte können wir als Sphären bezeichnen. Natürlich ist die erste Sphäre laut dem System der Makrorettung die Sphäre der Makrorettung und ewiger harmonischer Entwicklung, das Zuhause muss einfach existieren und wir entwickeln uns im Haus harmonisch. Mit anderen Worten, der Mensch erschafft für sich solch eine Arbeitsebene, solch einen Lichtstrom.

Die zweite Sphäre bezeichnet sich dadurch, dass der Mensch aus dem Haus rausgehen und den Weg zum gewissen Laden gehen muss. Und zum Schluss noch ein zum Beispiel die sich-zehnte oder in unserem Fall nehmen wir an die dritte Sphäre, die dritte Zahl bezeichnet sich dadurch, dass der Mensch einen konkreten Gegenstand im Laden kauft. Es ist genug, sich auf die Zahl Drei zu konzentrieren und dabei zu verstehen, wohin zu gehen und was zu machen ist: in dem Fall bekommt der Mensch die Steuerung.

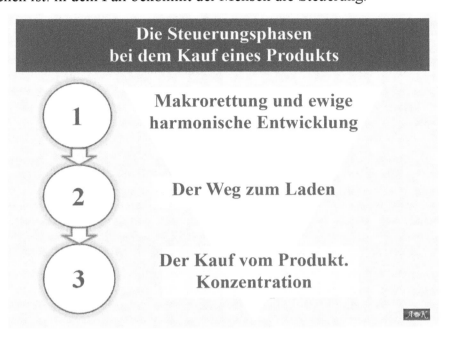

Die Erkenntnis jeder Handlung führt den Menschen sofort zum Verstehen seiner Mitbeteiligung an der Rettung der Welt durch die Technologien der Makrorettung, die G.P. Grabovoi beibringt. Und dem Menschen wird klar, dass ausgerechnet diese Projektion der Zukunft in der logischen Wahrnehmung die Steuerung bringt. Auf dem dargestellten Schema ist zu sehen, dass das Licht der Makrorettung die Steuerungsebene ist.

„Und dann wird jeder verstehen, dass zum ersten die Struktur seines Bewusstseins einen sehr einfachen logischen Grund hat: wenn alles, was der Schöpfer erschaffen hat, existiert, ist es der Weg, der an sich wie eine offene Tür ist, die bereits existiert - Menschen leben bereits auf der Ebene, die der Schöpfer wiederhergestellt hat. Es geht nur um die Entwicklung und Handlung in Richtung des Ziels des Schöpfers, und das Ziel des Schöpfers ist das ewige Leben und die ewige Entwicklung aller"

Mit besonderer Aufmerksamkeit wird in der ersten Vorlesung der Fakt behandelt, dass die Sicherstellung des Intervalls der Entwicklung der Bestandteil der Steuerung ist und jede Form der Realität so ein Element hat - **als ein unerlässliches Element ihrer eigenen Existenz.** Die Rettung vor einer globalen Katastrophe ist ein minimales unerlässliches Element der Steuerung, weil wenn eine globale Katastrophe stattfindet, kann der Planet ganz zerstört werden.

Demzufolge wird über eine globale Rettung und nicht nur über die eines Planeten gesprochen. Deswegen wenn diese Aufgabe zunächst erfüllt wird, werden danach private Steuerungssysteme realisiert, in denen es die Lösung der Situation gibt - es gibt einfach die Steuerung des Erzielens einer privaten Steuerungsaufgabe.

3. Die Steuerung des Ereignissystems auf der Ebene der Makroregulierung. Der Begriff der Ebene der Acht.

Wenn der Mensch die Aufgaben der Makrorettung versteht - sogar in versteckter Form - ist es möglich, dass seine Aufgabe sich löst, dass er gesund wird und konkrete Hilfe bekommt. *„Die Struktur der Zeit ist eigentlich das System, das in der Information der Ereignisse inbegriffen ist"*. Damit es möglich wird, nach den Aufgaben der Rettung die Möglichkeit, sofort steuern zu können, zu bekommen, muss man sich zum ersten darauf einstellen, dass es diese Möglichkeit gibt, und zum zweiten, dass sie für das System der schnellen und momentanen Übermittlung des Wissens unerlässlich ist.

Der Begriff der ewigen Entwicklung ist der Zustand des Geistes, der fähig ist, so eine Entwicklung der Seele und des Zustandes - und des Bewusstseins im allgemeinen - sicher zu stellen, die technologisch fähig ist, Realität zu erschaffen, praktisch jede beliebige Situation - innere oder äußere - rings herum zu regulieren, und unter anderem zum Beispiel den Körper sich selbst regulieren zu lassen.

Es gibt einen Begriff der Ebene der Acht, und es gibt einfach die Zahl Acht, das heißt den oberen Teil - es ist die Organisation quasi der unendlichen Steuerungsebene, und der untere Teil der Acht ist die Ebene privater Aufgaben. Zum Beispiel, es gibt eine konkrete Aufgabe - Wissen zu bekommen, das Wissen bearbeiten zu können und es danach in die ewige Verbreitung zu übergeben - es ist der obere Teil der Zahl Acht. Um eine private Steuerung durchführen zu können - es gibt, zum Beispiel, private Ereignisse - braucht man den unteren Teil der Zahl Acht.

Der Begriff der Ebene der Acht

Eine Acht hat eine bewundernswerte Form

Der obere Teil der Zahl Acht ist quasi
die Organisation der unendlichen Steuerungsebene

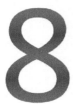

Der untere Teil der Acht
ist die Ebene privater Aufgaben

8

Zum Beispiel, es gibt eine konkrete Aufgabe - Wissen zu bekommen, das Wissen bearbeiten zu können und es danach in die ewige Verbreitung zu übergeben - es ist der obere Teil der Zahl Acht

Um eine private Steuerung durchführen zu können - es gibt, zum Beispiel, private Ereignisse - braucht man den unteren Teil der Zahl Acht

Der Mensch behält einfach in seinen Gedanken oder seiner Wahrnehmung die Zahl Acht. Die Steuerung liegt darin, dass es für die Vollziehung privater Ereignisse den unteren Teil der Acht gibt. Wenn man dies detailliert betrachtet - quasi aus der Ferne - kann man die Grundpositionen sehen.

In dem unteren Kreis der Zahl Acht, die normalerweise in der Wahrnehmung vertikal steht, betrachten wir - quasi stellen uns vor - die Ereignisse, die wir erleben wollen. Auf dem Schema befindet sich die Acht vor dem physischen Körper des Menschen - dem Herz gegenüber. Also wir gliedern die Grundpositionen der Ereignisse im unteren Teil der Acht aus.

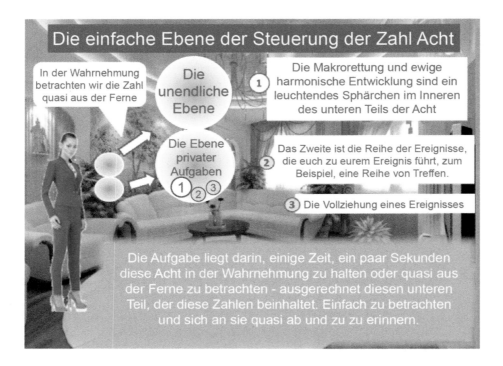

1 - Makroregulierung: das Sphärchen leuchtet von innen, es ist groß und befindet sich auf der linken Seite. Die zwei anderen Sphärchen sind kleiner.

2 - ist die Reihe der Ereignisse, die zum gefragten Ereignis führt, zum Beispiel, eine Reihe von Treffen. Das zweite Ereignis kann ein paar Treffen beinhalten, das heißt eine konkrete Zahl von Ereignissen, Treffen, Anrufen, die aus der Sicht des Steuernden stattfinden sollen. Der Mensch bestimmt selbst, wann es geschehen soll, aber es ist doch besser, mit der Zahl der Ereignisse in einer konkreten Zeit zu arbeiten. Es ergibt sich, dass die Zeit in der Vollziehung der Ereignisse im Sphärchen „zwei" berücksichtigt ist.

3 - die Vollziehung eines Ereignisses.

Die Aufgabe des Steuernden nach der Bestellung des Ereignisses ist es, einige Zeit, einige Sekunden diese Acht in der Wahrnehmung zu halten oder diese quasi aus der Ferne zu betrachten, ausgerechnet diesen unteren Teil, der diese Zahlen beinhaltet. Einfach zu betrachten und sich an sie quasi ab und zu zu erinnern.

Im Seminar wird ein Beispiel eines konkreten Ereignisses aufgeführt: man muss es o machen, dass eine bestimmte Information, die real retten kann, unter anderem auch von lokalen Katastrophen, das Katastrophenschutzministerium der RF erreicht. Also wir fixieren die Acht auf der bestimmten Wahrnehmungsebene neben dem physischen Körper, wählen den unteren Kreis und drei Sphärchen im Kreis, die es im Schema gibt und die oben beschrieben wurden: Makroregulierung, das zweite Sphärchen -

Katastrophenschutzministerium, und das dritte - die Zahl drei - konkrete Technologien erreichen das Katastrophenschutzministerium und dieses wendet die Technologien an.

Man kann in die Steuerung zwei Handlungen zugeben - vier und fünf - für alle Fälle, damit die Positionen berücksichtigt werden können, die sich auf der Basis der optischen Form der Information entwickeln. Das Objekt nehmen wir optisch wahr - nicht durch Klänge, sondern stellen es uns vor: wir sehen es in der Wahrnehmung. Wir fixieren zunächst eine Sphäre für ein paar Sekunden - es ist eins, zwei - die zweite Sphäre, dann - die dritte. Für alle Fälle fixieren wir oben zwei Zahlen - Vier und Fünf, die das Ereignisspektrum quasi bestimmen.

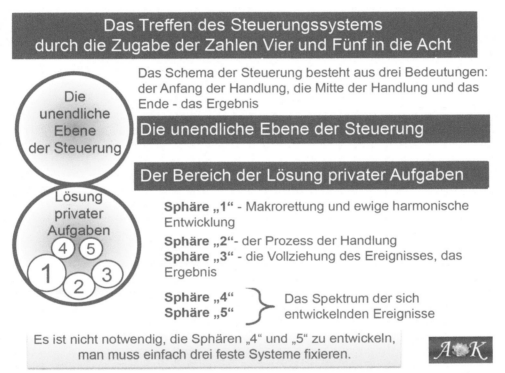

Man kann jedes beliebige Ereignis in das System einfügen, wenn man dieses auf bis zu drei Bedeutungen reduziert: der Anfang der Handlung, die Mitte der Handlung und das Ende - das Ergebnis. Die hinzugefügten Handlungen werden in Bezug auf die Entwicklung der Ereignisse ebenso kontrolliert. In dieser Methode wird das Grundspektrum der Steuerung zugefügt - wie soll man ins Steuerungssystem reinkommen? Das Element liegt darin, dass die Zahlen Vier und Fünf zugefügt werden - das, was entwickelt wird. Man muss sich damit nicht unbedingt beschäftigen, man muss es nicht unbedingt entwickeln: man muss einfach nur drei feste Systeme fixieren.

Das System wird einfach auf der Verständnisebene wahrgenommen: man kann diese Acht in der Wahrnehmung neben dem physischen Körper bewegen und den Punkt der größten Aktivierung finden, zum Beispiel im Herzensbereich auf der Entfernung von, zum Beispiel, zwanzig Zentimeter vom physischen Körper.

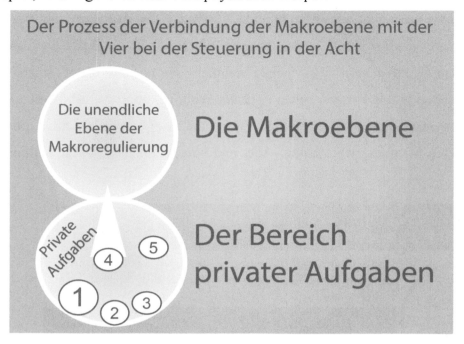

Halten Sie die Acht und gehen noch mal durch alle anderen Zahlen durch. Die Steuerung der Situation liegt darin, dass die Zahlen „1", „2", „3" und die Acht an einem Ort bleiben und die Vier und Fünf geschoben werden können. Die Steuerung kann genauso einfach durch das Schieben der Vier im Kreis durchgeführt werden. In diesem Moment - dem Moment der Schiebung - kann man Licht sehen, das von der Ebene der Makrosphäre ausgeht. Der Mensch fängt an zu üben und zu sehen, wie sich der Prozess der Verbindung mit der Makroebene entwickelt, wie sich Folgen entwickeln usw.

Lassen Sie uns ein Beispiel aus dem Seminar betrachten: das System der Steuerung wird für die Behandlung zum Beispiel von Diabetes angewendet. Wir bilden sofort die Acht in der Wahrnehmung und drei Zahlen im unteren Teil, um Handlungen in Bezug auf die Steuerung zu vollziehen. Es muss nicht unbedingt Diabetes sein, man kann eine andere Krankheit nehmen.

Das Schema der Steuerung für die Behandlung von Diabetes sieht folgendermaßen aus: die Makrosphäre - die Zahl „Eins". Die Sphäre der Makroregulierung ist die Ebene, die sich nicht ändert. Die „Zwei" ist die Aufgabe der Behandlung von Diabetes, die „Drei" - der Mensch ist geheilt. Die „Vier" und die „Fünf" sind das System des Zugangs. Man kann durch die Vier in die Ereignisse des Menschen gelangen, das heißt dass die „Vier" das Ereignisumfeld ist. Die „Fünf" ist der Zellenbestand.

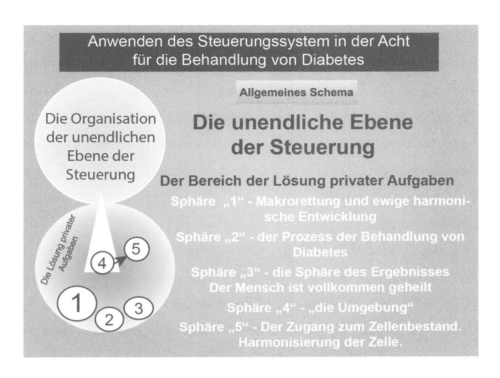

Wir arbeiten - d.h. gucken - nur durch die Vier oder Fünf. Wir konzentrieren uns auf die Vier und der Zellenbestand öffnet sich: *„und es wird sofort klar, dass im, zum Beispiel, Zellenbestand in einer konkreten Zelle einfach die Menge, sagen wir, der Flüssigkeitsphase reguliert werden muss. Sie müssen zum Beispiel die Zellenmorphologie nicht betrachten. Es ist klar, dass es dort Flüssigkeit mehr als nötig gibt. Sie nehmen es einfach als Information auf, es ist das System des Zugangs zu der Information.“*

Der Autorentext von G. P. Grabovoi muss natürlich durchgearbeitet werden, dann öffnet sich das zusätzliche oder genaue Begreifen durch die Wörter, durch den Klang. Was ist hier zu verstehen? In zwei Folien ist das Licht zu sehen, das zu dem Sphärchen fließt, das als „Umgebung" bezeichnet ist. Anhand der Schiebung der Vier im unteren Teil der Acht finden wir für die Vier so eine Position, die den Prozess der Verbindung mit der Makroebene - das heißt mit dem oberen Teil der Acht - entwickelt. Weil wir die Zellenebene erreichen müssen, gehen wir - wie dem Text zu entnehmen ist - zu der Ebene der gemeinsamen Verbindungen mit kollektiver Realität. Diese Erklärung ist ein bisschen früher aufgeführt als die laufende Steuerung der Behandlung von Diabetes.

Noch Mal - die „Vier" und die „Fünf" sind das Steuerungssystem. Nachdem wir mit der Vier gearbeitet haben, erreichen wir die Zellenebene. Da es in der Fünf „das System des Zugangs zur Information" gibt, werden wir mit der Fünf arbeiten. Das heißt *wir müssen zum Beispiel einfach in einer konkreten Zelle die Menge zum Beispiel der Flüssigphase regulieren"* oder wir normieren die Zelle bis zu der Gesundheitsnorm, wenn wir mit einer anderen Diagnose arbeiten.

Ferner wird im Seminar gesprochen: *„wenn Sie etwas zu regulieren brauchen, müssen Sie wieder zur Acht auf dieser Ebene gehen".* Was heißt *„auf dieser Ebene?"* Auf der Ebene, die wir alle zusammen durch das Zugangssystem erreicht haben: das heißt auf der Ebene der Fünf, wenn man sie so nennen darf, in Wirklichkeit haben wir die Ebene des Zugangs zur Information erreicht. Dann muss man dem Autorentext folgen, weil sein jedes Wort für die Genauigkeit nicht nur der Steuerung sondern auch der Informationsübermittlung sorgt.

„Es ergibt sich wieder die Sphäre „Eins", sie bleibt auch so - die Zahl eins; in die „Zwei" fügen Sie die Aufgabe der Regulierung - das heißt der Normierung der Flüssigkeitsphase der Zelle - ein, die dann das Diabetes heilen wird; und die dritte Sphäre ist wieder das gleiche, ja? ... ein gesunder Mensch. Also es ergibt sich, dass Sie die Gesundheitsstruktur in einem lokalen Punkt der Information konzentrieren. Aus der Sicht der gemeinsamen Verbindungen übertragen Sie auf diese Weise wirklich die kollektive Realität so, dass der Mensch gesund wird. Es ist quasi die zweite Handlung der Steuerung."

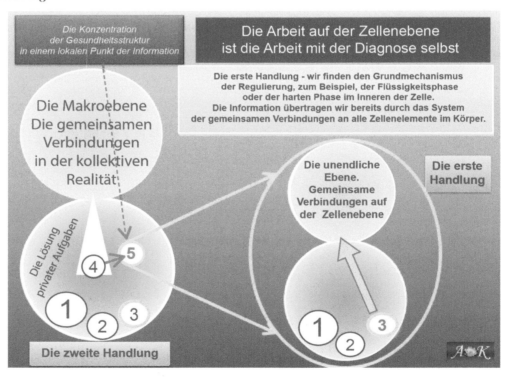

Aus meiner Sicht ist das Sphärchen „5" der lokale Punkt der Information, in dem wir die zweite Handlung der Steuerung geleistet haben. Hier muss man die Verbindungen klären und die Steuerungsebenen verstehen, weil wir die kollektive Realität durch das Licht, das auf die Vier fließt, erreicht haben: auf dieser Ebene haben wir in der Fünf gearbeitet. Also das Licht ist in die kollektive Realität geflossen - nach der Durchführung unserer Steuerung in Bezug auf die Normierung der Zelle - dorthin, wo die unendliche Ebene der Steuerung gebildet wurde.

„Die erste Handlung liegt darin, dass Sie nur den Grundmechanismus, sagen wir, der Flüssigkeitsphase, ja? .. oder sagen wir, der harten Phase im Inneren der Zelle finden müssen, um wirklich steuern zu können, und Sie übertragen die Information durch das System der gemeinsamen Verbindungen wirklich an alle Zellenelemente im Körper.

Es ergibt sich, dass Sie in dem Fall sogar mit keiner konkreten Zelle, sondern einfach mit der Diagnose selbst arbeiten. Wenn Sie so eine Handlung vollzogen haben, erscheint Beständigkeit, mit anderen Worten die Sphäre der Genesung - es ist der Punkt „drei", es fängt einfach an zu leuchten. Das heißt, Sie sehen, dass Sie in der richtigen Zeit die richtige Handlung vollzogen haben. Die Zahl Drei fängt an zu leuchten - die Zahl selbst, es wird einfach sichtbar. Somit haben Sie die Steuerung in Bezug auf, zum Beispiel, das Diabetes gemacht."

Auf dem Steuerungsschema sind Handlungen sowie die Ordnung dieser Handlungen verständlich dargestellt. Grigori Petrovich Grabovoi hat in seinem Seminar den Grundmechanismus der Regulierung vorgestellt. Durch das Zugangssystem - die Zahlen 4 und 5 - sind wir in die Regulierungsebene hineingegangen: aber zunächst war das Zugangssystem aufgebaut. Und die erste Handlung der Steuerung wird ausgerechnet auf der Zellenebene in der Fünf vollzogen. Hier lernt der Mensch das geistige Betrachten, das geistige Sehen und versteht, dass es möglich ist, in jedem Raum, zum Beispiel in einem kleinen Sphärchen, zu steuern und dadurch genesen zu lassen. Die Steuerung findet im Informationsraum der Fünf statt.

Das Verstehen des Autorentexts kann sich von dem vorgelegten unterscheiden, manche Ergänzungen können erscheinen, aber dafür muss man natürlich das Original aufmerksam studieren. Hier wird eine der Varianten des Verstehens der Steuerung vorgestellt.

4. Bildung einer Zahlenreihe für die Arbeit mit jeder Situation

Eine Zahlenreihe für die Arbeit kann auf der Grundlage der Steuerungsmethode in der Acht aufgebaut werden. Die Information ist in Bezug auf das Verstehen universal. *„Das System der Konzentration auf die Zahlen, zum Beispiel „Die Regenerierung des Körpers des Menschen durch die Konzentration auf die Zahlen" ist das universale System der*

Normierung, das sich unabhängig vom Menschen verbreitet - mit anderen Worten unabhängig vom Alter, von der Situation, von der Ereigniskonstruktion."

Wenn bei einem Menschen eine Diagnose gestellt wurde, kann deren Struktur aus der gemeinsamen Ebene des Kollektivbewusstseins mittels siebenstelliger Zahlenreihen ausgeschlossen werden.

Man muss selbständig beobachten, wie die Zahlen miteinander verbunden sind, wo sich in einer Zahlenreihe - zum Beispiel im siebenstelligen System - die Sphäre der Makroregulierung befindet: Sphäre eins kann man dort finden, wo befindet sich Sphäre zwei, und so weiter.

Die Bildung einer Zahlenreihe für die Arbeit mit jeder Situation kann man damit anfangen, dass man die Arbeitsmethode in der Acht betrachtet: es gibt dort bereits 5 Zahlen: 1, 2, 3, 4, 5 - und zusammen mit der Acht macht es sechs Zahlen. *„Und wir müssen noch eine Zahl einfügen, wo befindet sich eigentlich die Acht, an welcher Stelle im Bewusstsein befindet sie sich?"* Im Bewusstsein steht die Acht immer nach der Sieben, deswegen fügen wir 7 ein, das heißt wir haben eine siebenstellige Zahlenreihe bekommen.

„Wenn wir zum Beispiel zu diesem System quasi zwei Freiheitsstufen zufügen und die Handlung verstärken - das heißt diese entwickeln, können wir die achte Zahl finden, die eigentlich die Acht ist, oder die Neun zufügen, die eine weitere Entwicklung der Acht darstellt. Und im Prinzip können Sie auf diese Weise Zahlenreihen ganz einfach bilden - indem Sie lediglich die tragende Plattform kenntlich machen - diese Zahl Sieben."

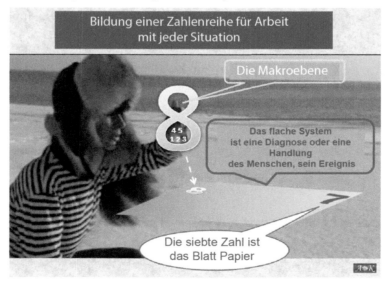

Ferner wird die Steuerung selbst durchgeführt, der Mechanismus des Erschaffens der Zahlenreihe wird quasi gebildet. Was ist das für ein Mechanismus? Wir müssen eine Projektionsreihe bilden. Wir nehmen die Acht mit den Zahlen 1, 2, 3, 4, 5 - in ihrem Inneren

- und schütteln sie lange in der Hand: bedingt. Uns ist es aus der vorherigen Technologie bekannt, dass es in einer Acht eine unendliche Ebene mit allen Verbindungen gibt, mit den Verbindungen, die wir ausgerechnet für diese Arbeit brauchen, und es gibt die Ebene der Lösung privater Aufgaben. Im oberen Teil der Acht haben wir die Ebene der Makroregulierung eingefügt.

Wenn wir die Acht mit den Zahlen schütteln, denken wir daran, was es in der Acht gibt, dann kippen wir die Zahlen auf ein flaches Blatt aus und beobachten, wie diese liegen. *„Der Mechanismus des Schüttelns, der so genannte Mechanismus des Auskippens, ist immer der gleiche für konkrete Diagnosen, weil wir die Zahlen auf das Blatt einer konkreten Diagnose auskippen. Und so lange diese fallen, bauen sie sich hart und konkret in eine konkrete quasi horizontale Variante auf.“*

Das flache Blatt muss nicht unbedingt eine Diagnose sein, es kann eine konkrete Handlung des Menschen sein: wenn er irgendwohin geht, etwas macht, etwas organisiert usw. Auf diese einfache Weise kann man Zahlen auf ein horizontales System auskippen und diese als steuernde benutzen.

Ein zu steuerndes Ereignis wird vor sich selbst gestellt und am besten zunächst als eine Sphäre. Wir nehmen ein Ereignis in der Sphäre, zum Beispiel auf dem Tisch, und transformieren es in eine Fläche, in ein Blatt. *„Jeder Mensch weiß, was für ein Ereignis er hervorheben möchte.“* Wir haben ein Ereignis hervorgehoben und es danach als ein Blatt Papier benutzt. Es gibt eine Acht und in ihr - fünf Zahlen, die siebte Zahl ist das Blatt Papier selbst. Wir müssen die Zahlen auf dieses Blatt Papier auskippen. *„Die Zahlen ordnen sich quasi nach einem bestimmten Gesetz … in Bezug auf dasselbe Ereignis.“*

Wir nehmen eine Zahl, zum Beispiel eine Acht, und werfen sie einige Male auf das Blatt: die Zahl fällt an dieselbe lokale Stelle, das heißt sie fällt nicht nach dem Zufallprinzip. Sobald die Acht gefallen ist, werfen wir die anderen Zahlen - eine nach der anderen - einige Würfe bestimmen die Zahlordnung.

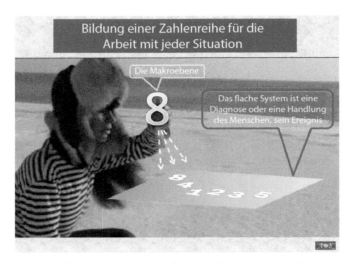

Eine Zahl kann mal an eine Stelle, mal an eine andere fallen - es sind Variationen eines Ereignisses, das heißt, wir müssen das Ereignis verstärkt kontrollieren.

Es gibt harte Zahlen und es gibt solche, die sich nicht bewegen. Man muss das System fixieren und in diesem Zahlensystem arbeiten. Übrigens man kann mit der Acht im dreidimensionalen System in den Raumverbindungen oder im zweidimensionalen System, aber in der Wahrnehmung arbeiten - das heißt die Zahlen nicht auf die Fläche legen.

5. Arbeit mit Buchstaben zwecks Erzielen des gewünschten Ereignisses

Eine Zahl wird härter wahrgenommen, während Buchstaben anfangen, sich quasi zu bewegen, deswegen ist es schwieriger einen Satz optisch wahrzunehmen und ihn zu halten, man muss bestimmten Ersatz leisten.

Das System, das es in der Wahrnehmung für die Arbeit durch Wörter gibt, und das System für Arbeit auf der Fläche sind sich mit Bezug auf die Technologie der Anwendung ähnlich: man muss nichts in Bezug auf den Zugang zum physischen Raum aktivieren. Wenn man sein Ziel der Steuerung klar genug formuliert, kann man es in seiner Wahrnehmung halten, oder man kann das Ziel niederschreiben. Sobald man einen Satz niederschreibt oder in der Wahrnehmung hält, liegt die Steuerung in der Konzentration auf den oberen Teilen der Buchstaben wiederum auf der Ebene der Makroregulierung: die Buchstaben sind durch eine Linie der Symmetrieachse entlang auf den oberen und unteren Teil geteilt. Im unteren Teil der Buchstaben macht man Konzentration auf jeden zweiten Buchstaben fortlaufend.

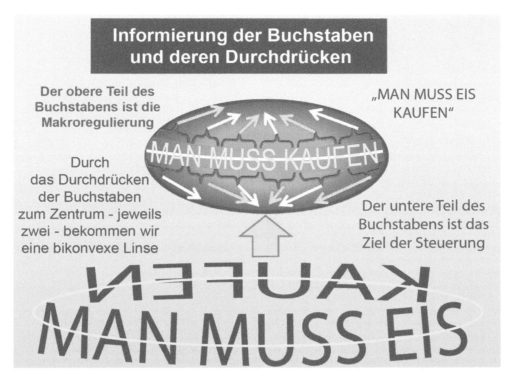

„Das heißt, zum Beispiel eine „N U"- Konzentration wird unten gemacht, das heißt Sie halten quasi die Aufmerksamkeit für einige Zeit an, dann lassen Sie es bleiben, dann drücken Sie sie durch einen Strahl des Bewusstseins durch, und dann machen Sie eine Konzentration auf „Tsch", ja?... Sie beleuchten zunächst wieder den oberen Teil - dort befindet sich die Makroregulierung - danach - den unteren Teil, dann - „N O". Und somit haben Sie quasi das Wort durchgedrückt. Das heißt, es hat sich in der Wahrnehmung eine Wölbung ergeben. Es heißt wiederum, dass eine besondere Linse in der optischen Wahrnehmung erschienen ist - Sie haben die Grenze der Wahrnehmung einfach zurück gebogen."

Wir haben die Grenze der Wahrnehmung zurück gebogen und eine große Menge Strahlen praktisch im System, das das Ziel der Steuerung organisiert, bekommen. Man muss alle diese Buchstaben im Steuerungssatz durchdrücken - unbedingt jeweils zwei Buchstaben. Wir machen den ersten Schritt, dann - den zweiten, dann - den dritten - bis sich diese Buchstaben in eine Sphäre zusammengerollt haben. *„Sobald eine Sphäre gebildet wurde, muss man darauf achten, dass sie nach oben steigt - am besten vertikal nach oben auf der Ebene der Wahrnehmung, und bereits dort sich in Eis transformiert."*

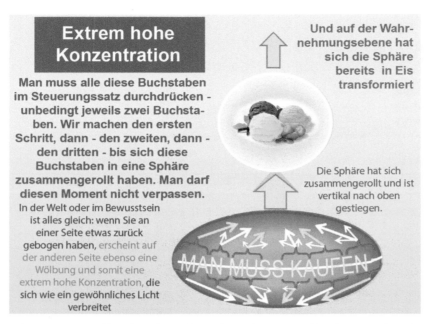

Die Rettung aller ist der Sinn des oberen Teils der Buchstaben, das heißt sie ist die Steuerung der Ereigniskonstruktion der Makroregulierung, man muss dafür nichts anderes als die Konzentration auf die Buchstaben machen. Die vielseitige Anwendbarkeit dieser Methode und schnelle Aneignung dieses Systems liegen darin, dass hier nur konkrete Buchstaben benutzt werden.

Das Durchdrücken der Buchstaben führt zu der Wölbung der Situation, auf diese Weise kann man sowohl mit einem Dokument als auch mit einer Situation arbeiten. Zum Beispiel, Grigori Petrovich hat dem Flugbetriebsleiter einen Notizzettel mit der Bitte, den Flug aus technischen Gründen auf einen späteren Zeitpunkt zu verschieben, übergeben. Er hat aus dem Text gedanklich eine bikonvexe Linse gemacht - dank diesem Durchdrücken ist der Notizzettel ins Informationssystem des Flugbetriebsleiters auf eine mehr gewölbte Weise hineingegangen. Der Zettel wurde dem Flugbetriebsleiter übergeben, er hat den Flug verschoben, obwohl er es nicht machen durfte.

Das heißt, dass man anhand solcher Systeme in Bezug auf die Rettung einer Situation arbeiten kann - *„es funktioniert sogar das System, das es in der Vorschrift der Organisation nicht gibt."* Sobald sich Optik entwickelt hat - ein Ausgang ins Steuerungssystem - kommt besondere Hilfe von Außen in Form von Hilfssystemen, um ein Problem zu verhindern. Je mehr der Mensch für das System der Makrorettung macht, desto mehr vervollständigt er seinen Geist in Bezug auf die Bereitschaft, die Situation zu steuern.

6. Steuerung durch Farbe

Bei der Steuerung durch Farbe muss man Farbe wahrnehmen. Die Wahl und Wahrnehmung der Farbe sind so, dass das Prinzip sehr einfach und dem Prinzip des Aussiebens der Zahlen aus der Acht ähnlich ist. Wir nehmen das Steuerungsziel in Form einer silbernen Sphäre und bestimmen, dass das Steuerungsziel sich in dieser Sphäre befindet. Die Sphäre kann sich in einer Galaxie oder auf der Wahrnehmungsebene des Menschen, aber besser neben dem physischen Körper befinden.

Wenn wir das Steuerungsziel gebildet haben, fangen wir an quasi auszusieben, das heißt wir müssen die Farbe des Steuerungsziels wahrnehmen. In der Wahrnehmung kann es mehrere Farben geben: zunächst kann es zum Beispiel hell-violett, dann grün geben, danach können weitere Farbtöne erscheinen. Bei der Steuerung durch Buchstaben wurde das Prinzip „jeweils zwei" angewendet, das heißt wir haben jeweils zwei Buchstaben zurückgebogen. Und hier gibt es eine Farbe und eine andere ist aufgeschwommen - man muss sie fixieren. Wenn wir zwei erste Farben fixiert haben, schneiden wir andere quasi ab, *„das heißt wir haben die Entwicklung des Motivs in unserem Bewusstsein nicht zugelassen, ja?...wie in einem Film - wenn das Magnetband des Videogeräts ausgeschaltet wird."*

Es ist die Steuerung nach dem Ziel: zunächst machen wir weiß-silberne Farbe im Ziel, dann stellen wir diese Sphäre vor uns und warten bis aus der Sphäre die erste und zweite Farben rausgeschwommen sind, diese können sich dann unendlich erweitern. Wir merken uns die ersten zwei Farben, die anderen sieben wir aus, und zwei Farben übertragen wir auf den Geist. Der Geist merkt es sich, er weiß, dass es zwei Farben gab.

Ferner findet bereits die Steuerung durch diese ersten Farben statt und realisiert sich. Danach muss man nichts machen, weil eine Farbe in der Wahrnehmung des Menschen unendlich ist: eine Farbe hat keine Größe und ist der geistigen Wahrnehmung der Information am nächsten.

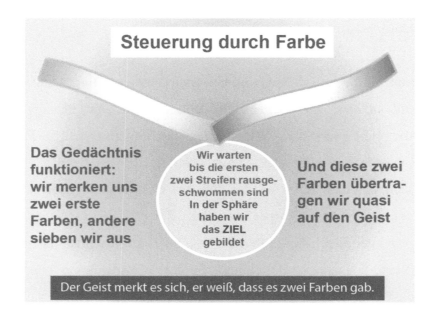

Steuerung durch Farbe

Das Gedächtnis funktioniert: wir merken uns zwei erste Farben, andere sieben wir aus

Wir warten bis die ersten zwei Streifen rausgeschwommen sind In der Sphäre haben wir das ZIEL gebildet

Und diese zwei Farben übertragen wir quasi auf den Geist

Der Geist merkt es sich, er weiß, dass es zwei Farben gab.

Das Prinzip - warum zwei? - funktioniert, weil es vom Schöpfer gegeben wurde. Wenn wir über „zwei" sprechen, meinen wir die Entwicklung der Welt. Deswegen arbeiten wir in Wirklichkeit so, wie der Schöpfer es tut: „eins-zwei". Es gibt zwei Buchstaben, es gibt zwei Farben - und es ist das Prinzip der Arbeit des Schöpfers. *„Und warum ausgerechnet zwei - ist es die ganze Technologie? Um mindestens ein Mikroelement erschaffen zu können, muss man die ganze Technologie der Welt erschaffen, ja? ... der Entwicklung der Welt. Deswegen arbeiten wir in dem Fall ausgerechnet mit zwei Elementen."*

7. Arbeit mit Tönen und Formen

„Arbeit mit Tönen und Formen beinhaltet eine gewisse Verallgemeinerungen und Pauschalisierungen." Wenn wir mit Formen arbeiten, zum Beispiel mit einer Zahl, einem Buchstaben oder einer Farbe, arbeiten wir auf der Ebene, auf der noch kein System wahrgenommen wird, deswegen sind diese maximal einfach zu verstehen, sie sind maximal einfach zugänglich - weil man dise nicht zu fixieren braucht. Andererseits dort, wo noch kein System gebildet wurde, gelingt alles, man muss ein sehr konzentriertes Bewusstsein in Bezug auf die Handlungslogik und auf die Aufgabe der Handlungen haben.

Das Prinzip der Arbeit mit Tönen liegt darin, dass man zunächst das vorphonetische System ermittelt: man stellt das Ziel der Steuerung so, dass dieses Ziel in das System, das vor dem Ton existiert hat, eingefügt wird. Und was organisiert der Ton? Man kann, zum Beispiel, auf einen Gitarrengriff schlagen, eine Tonwiedergabeapparatur anschalten und einen Ton organisieren, aber all das sind die Elemente einer physischen widergespiegelten Welt.

Die Situation der Steuerung der Elemente der Realität scheint physisch zu existieren, weil Grigori Grabovoi die Steuerung von allen Elementen gibt. Bei der Steuerung durch Klänge wird uns klar, dass diese Steuerung die Steuerung einer Folge ist, das heißt des Ton-Elements, das zunächst erschaffen werden soll - man muss eine Gitarre mindestens mit einem Griff finden oder irgendeine Apparatur anschalten. Hier ist das einfache Gesetzt des Erschaffens der Materie deutlich sichtbar - generell des Erschaffens der Realität nach den Ebenen, so wie es der Schöpfer macht.

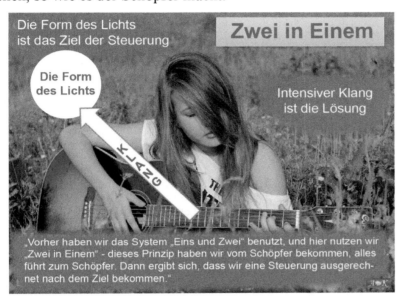

Um eine Realität erschaffen zu können, muss man eine bestimmte Struktur, einen bestimmten Zustand des Geistes, einen bestimmten Zustand der Seele haben, mit anderen Worten man muss die Seele haben, die der Schöpfer erschaffen hat. Ein Klang stammt immer von etwas. Wenn wir eine Farbe als die Farbe des Himmels wahrnehmen können, nehmen wir einen Klang ebenso als ein erschaffenes Element wahr. Aus diesem Grund wird uns klar, dass das Erschaffen von Klang eine Tonform ist, *„das heißt, wir können Töne durch eine Form in unserer Wahrnehmung erschaffen.*

Wenn wir die Lichtform nehmen - wir konzentrieren uns einfach auf die Lichtform - und einen Ton erschaffen, können wir eigentlich eine Melodie erschaffen, und diese Melodie stellt quasi die Steuerung dar. Es muss nicht unbedingt eine Melodie sein, es kann bloß ein Ton sein - zum Beispiel, ein intensiver Ton - es wird die Lösung Ihrer Aufgabe sein, wobei die Form das Ziel der Steuerung ist. Und wenn Sie die Form und den Ton verbinden, bekommen Sie eine Verbindung „Zwei in Einem", ja?...ungekehrt. Wir haben das System „Eins und Zwei" benutzt, und hier nutzen wir „Zwei in Einem" - dieses Prinzip haben wir vom Schöpfer bekommen, alles führt zum Schöpfer. Dann ergibt sich, dass wir eine Steuerung ausgerechnet nach dem Ziel bekommen."

Betrachten wir eine unserer Aufgaben. Wir nehmen die Intensität des Tons wahr und sehen die Form dieses Tons. Wir regulieren die Form und verändern dadurch die Intensität. Wir befinden uns quasi auf der Welle der konzentrierten Steuerung. Wir können auf der Ebene der gedanklichen Wahrnehmung den Ton auffangen, der der Lösung der gestellten Aufgabe entspricht, dabei bewegen wir die Form, die dem Ziel der Steuerung entspricht, es ist eine beliebige Form.

Ein Ton kann hoch oder niedrig sein, er kann beliebig sein, aber besser soll er vieldimensional sein. Es muss nicht unbedingt eine konkrete Melodie sein, obwohl man den Ton in eine Melodie übertragen kann, eine Melodie, an die wir uns auf der geistigen Ebene erinnern, was auch nicht unbedingt sein muss, wir können einfach den Ton in eine berühmte Melodie übertragen und fixieren. Ein Ton wird durch die Bewegung der Form eingestellt - so wie eine Gitarre oder ein anderes Instrument eingestellt wird. Während der Einstellung sehen und quasi begreifen wir, dass die Steuerung tatsächlich durch diesen Ton stattfindet.

Die Steuerung durch Ton hat eine dauerhafte Nachfolgewirkung. Man kann den Ton danach einfach in der Wahrnehmung sehen. Die Wahrnehmung des Tons geschieht durch ein konkretes Ohr neben dem physischen Körper und bildet sich so, wie das Element der Realität ausgerechnet den Körper des Menschen nach dem Gesetz des Schöpfers bildet. *„Mit anderen Worten, ist das ein sehr harmonisches System, in dem die Steuerung gleichzeitig Ihre Gesundheit bildet. In allen anderen Fällen bildet die Steuerung ebenso Ihre normale Gesundheit."*

Der Mensch hört durch seinen physischen Körper - er hört einen äußeren Ton, gleichzeitig ist es ebenso ein innerer Ton. *„Es ergibt sich, dass das Äußere die innere Realität erschafft, das heißt den Körper des Menschen. Somit können Sie sehen, wie der Übergang in die Struktur ausgerechnet ewiger Entwicklung stattfindet, in der das Prinzip der Entwicklung in der ausgerechnet ewigen Entwicklung inbegriffen ist, sodass jede Handlung in die Ewigkeit gerichtet ist, weil sie unendlich ist. Sie bildet gleichzeitig ein lokales System - Sie, das heißt den Menschen und sein Aussehen, sie bildet auch eine Ebene: zum Beispiel die Welt, Menschen, sozialen Status usw."*

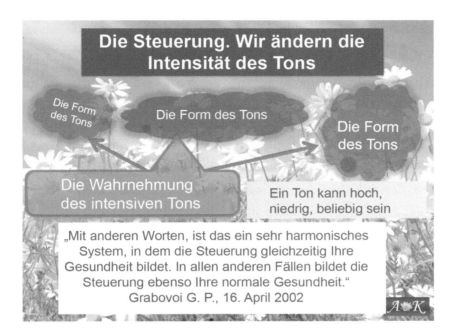

Es ist wünschenswert, die Steuerung, die das Makrointeresse betrifft, auszuüben, das heißt das Prinzip der Makrorettung soll realisiert werden. Die entsprechende Information ist verständlich und detailliert im Autorenseminar von G. P. Grabovoi vom 16. April 2002 vorgelegt: „Die **1. Vorlesung. Die Einführung** - für Dozenten der ersten Stufe."

DIE METHODE DER STEUERUNG DURCH DIE KONZENTRATION AUF DIE ZAHLEN ODER DAS ERSCHAFFEN DER ZAHLENREIHEN

8. Die Methode der Steuerung durch die Konzentration auf die Zahlen

Die erste Stufe des Erschaffens der Struktur der Zahlenreihen ist die Stufe der Handlungen des Schöpfers. Das heißt, man muss eine Zahlenreihe fundamental organisieren, die im Prinzip leicht zu steuern ist und ausgerechnet für Faktorensteuerung sorgt. Das Gesetz der Verbindung der Information mit der ganzen inneren und äußeren Information eines Bereichs besagt: je größer der Einfluss des Menschen auf das System ist, desto genauer, schneller und in Bezug auf die Zeit korrekt bekommt der Mensch das Ergebnis der Steuerung.

Das Prinzip der Wirkung einer Zahl: der erste Parameter stellt die Zahl selbst dar und trägt die Information der Makrosteuerung. Der zweite Parameter ist eine Zahlenreihe, die die Information der Makrosteuerung in sich aufnimmt und quasi im Bewusstsein leuchtet, oder der Steuernde konzentriert sich mehr darauf.

Private Aufgaben arbeiten auf die gleiche Weise. Die Konzentration auf Zahlen stellt jede beliebige private Aufgabe dar: Behandlung, Steuerung von Ereignissen, unter anderem kann es genauso die Aufgabe der Makrosteuerung sein, das heißt eine Subaufgabe, quasi ein Subbereich, oder es kann auch unter anderem ein voller Bereich der Makrosteuerung sein.

Hier betrachten wir eine einfache Operation der Addition: um die Zahl Neun zu bekommen, muss man Vier und Fünf auf der logischen Ebene addieren. *„Wenn eine Neun für die laufende Zeit den Bereich der Makrosteuerung darstellt, kann man zum Beispiel eine Fünf im Prinzip ebenso für einen Bereich der Makroregulierung für ein autonomes System halten, wenn wir keine Addition durchführen."*

Hier müssen wir den Fakt beachten, dass der Makobereich hier unter anderem der Ermittlungsbereich ist. Wenn man das Grundprinzip der Zahlorganisation beachtet, kann man die maximale Zahl der Systeme umfassen, und man stützt sich auf ein sehr einfaches System, das alle Parameter berücksichtigt.

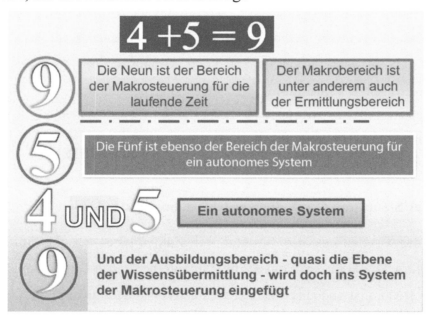

Die AUFGABE der Steuerung ist die unendliche Informationsübermittlung ohne Deformation. Das Zahlungssystem erlaubt dies korrekt zu machen. Und der Ausbildungsbereich - quasi die Ebene der Wissensübermittlung - wird doch ins System der Makrosteuerung eingefügt. Es ist wünschenswert, ausgerechnet Universalismus in der quasi geistigen Wahrnehmung der Methode immer zu organisieren, und jede Methode kann auf jeden Fall realisiert werden.

Grigori Petrovich Grabovoi bittet Methoden aus seiner Praxis, die er in seinem Werk „Die Steuerungspraxis. Der Weg der Rettung" beschrieben hat.

9. Das Erschaffen von Zahlenreihen

„Die Methode liegt darin, dass Sie eine Zahlenreihe erschaffen, indem Sie diese mit dem Bereich der Makroregulierung quasi auffüllen. Das heißt, dass die Zahlen in dem Fall keinen Makrobereich enthalten und Sie einfach eine Zahlenreihe erschaffen und diese mit Information, zum Beispiel des Makrobereichs - konkrete Zahlen - auffüllen, das heißt auch mit privater Information, irgendeine andere Zahl füllen Sie mit privater Steuerung auf. Mit anderen Worten, die Zahlen in dem Fall enthalten eigentlich keinen Steuerungsbereich."

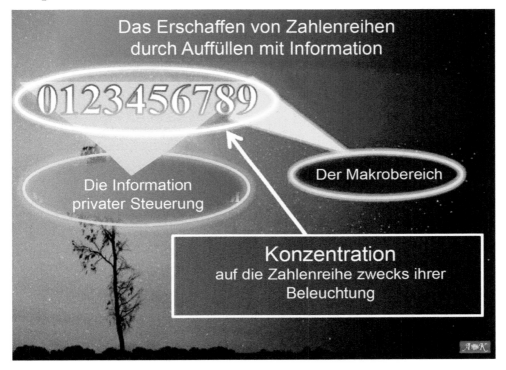

Die erste Handlung - eine Zahlenreihe wird erschaffen. Die zweite Handlung - die Zahlen werden mit dem Bereich der Makrosteuerung aufgefüllt und der Bereich privater Aufgaben wird erschaffen. Die nächste Handlung - die Zahlen werden durch die Konzentration auf die vorhandene Bereiche beleuchtet. Die Zahlenreihen kann man sich vorstellen oder auf Papier aufschreiben und damit arbeiten.

9.a. Das Grundprinzip des Erschaffens einer Zahlenreihe

Lassen Sie uns das Prinzip der Zahlenorganisation betrachten: es gibt einen so genannten Anfangspunkt der Organisation jeder Realität, dieser Punkt hat einen absoluten Wert. *„In diesem Punkt wird einen Begriff der so genannten Universalebene eingeführt, die es in einer Zahl oder einer Zahlenreihe geben muss."*

„Wir haben es mit, zum Beispiel, einer konkreten Zahl aus neun Zahlen und einer Null zu tun, ausgerechnet in diesem Fall gibt es das Prinzip der Organisation eines universellen, sagen wir, Raums, der, sagen wir, ziemlich universelle Fähigleiten aus der Sicht einer Zahl besitzt - es ist eine Zahl, in dem Fall eine Null.

Mit anderen Worten, wenn wir diese Zahl nämlich als die Zahl der Gemeinsamkeit, eigentlich als die Zahl des universellen Systems, nutzen, wird uns klar, dass wenn wir zum Beispiel eine Menge von Nullen addieren, bekommen wir sowieso eine Null, das heißt einen invarianten Raum, der sich unter Einfluss von Umweltbedingungen im Prinzip nicht ändert.

Und deswegen können wir diesen Raum, sagen wir, als den Raum des Denkens bezeichnen, ja?...wir nennen ihn zum Beispiel der Null-Raum, und ausgerechnet im Rahmen dieses Null-Raums findet der Übergang über das System der Null in ein anderes System statt."

Ein Slide wird angeboten nicht nur für die Wiederholung oder verstärkte Aufmerksamkeit für Information, sondern auch dafür, dass der lesende Mensch verstehen kann, dass er den Null-Raum durch sein Bewusstsein betreten kann, wie zum Beispiel den Raum des Himmels.

Die Texte von Grigori Petrovich sind so, dass man einfach alles wieder und wieder lesen möchte ohne etwas rauszulassen, aber da wir das Original haben, betrachten wir nur die Hauptmomente, um den Sinn der gegebenen Technologie zu merken, und alle Details, Nuancen und Erklärungen soll der Leser am besten dem Original entnehmen - dieser unendlichen Fundgrube des Wissens. Diese Methoden werden bereits im nächsten Seminar am 23. April 2002 vorgestellt.

Die Steuerbarkeit des Systems, nämlich den Zugang zu jedem System der Steuerung, können wir erreichen, wenn wir neben der Null eine beliebige Zahl positionieren - und zwar egal an welcher Seite. Die Null ist der Stabilitätspunkt: Null plus Eins macht Eins und so weiter. Das Kollektivbewusstsein hat eine Steuerungslogik, dieser entsprechend ist die Null eine universelle Zahl, die keine Eigenschaften der Nachbarzahl ändert.

Der Null-Raum ist die Ebene des Übergangs
durch das Null-System in jedes andere System

Eine Null hat eine Form der Stabilität /0+0=0/

Wenn wir die Zahlen von 1 bis 9 und die Zahl 0
betrachten, ist 0 die universelle Ebene.
Wir nutzen diese Zahl als die Zahl der Gemeinsamkeit, als die Zahl eines universellen Systems.

/0+1=1/ „Und nach den Gesetzen des Schöpfers, ausgerechnet nach den Gesetzen universeller Verbindungen und
des direkten Zugangs, sehen wir den maximal schnellen
Zugang zu der Zahl, zum Beispiel, Eins: wenn wir eine Null
nehmen und mit einer Eins addieren, bekommen wir im
Prinzip die Zahl Eins, aber sehr schnell."

„Demzufolge denken wir, dass wir ausgerechnet nach den Gesetzen des vollkommenen quasi universellen Systems die Null als das System betrachten können. Und nach den Gesetzen des Schöpfers - ausgerechnet nach den Gesetzen der globalen Verbindungen und des direkten Zugangs - sehen wir den maximal schnellen Zugang zum Beispiel zu der Zahl „Eins": wenn wir eine Null mit einer Eins addieren, bekommen wir im Prinzip die Zahl Eins, aber sehr schnell."

Die Eigenschaften der nächsten Ebene der Bildung - eine Zahlenreihe muss nach Möglichkeit systemischer und harmonischer in Bezug auf die Null aufgestellt werden, es ist ebenso das Prinzip der Schnelligkeit des Bewusstseins.

10. Die Kreuzmethode

In dieser Methode, für die wir uns vorbereitet haben, bauen wir zwei Zahlenreihen, diese bauen wir systematisch und harmonisch in Bezug auf die Null. Im Raum des Bewusstseins oder einfach auf dem Papier positionieren wir vertikal und horizontal um die Null herum die Zahlenreihen, und die Neun fügen wir durch die Willensanstrengung ins Zentrum der Null ein - in den Null-Raum.

Eins, Zwei, Drei, Vier - diese Zahlen positionieren wir von oben nach unten bis zur Null, und nach der Null nach unten - die Zahlen Fünf, Sechs, Sieben und Acht. In der zweiten Reihe, der sich wieder mit der Null kreuzt, positionieren wir horizontal von links nach rechts: Eins, Zwei, Drei, Vier - bis zur Null und die Zahlen Fünf, Sechs, Sieben und Acht - rechts in Bezug auf die Null.

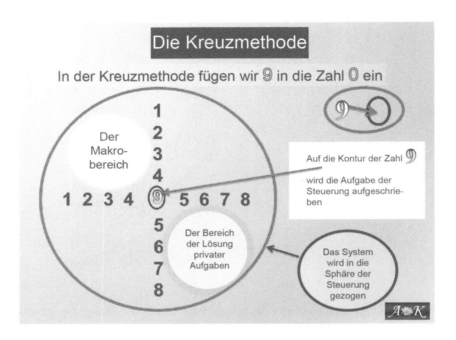

„Wir haben die Zahlenreihen praktisch über Kreuz gebaut so, dass die Null sich in der Mitte befindet. Dann fangen wir an, das System in die Sphäre der Steuerung quasi zusammenziehen. Das heißt, in diesem Fall ist die Sphäre der Steuerung so, dass zum ersten, die obere und linke Seiten der gegebenen kreuzförmigen ja? ...Zahlenreihe - sind die Steuerung, die mit Makroregulierung verbunden ist, und rechts und unten ist die Steuerung privater Aufgaben.“

Der aufgeführte Slide zeigt den ganzen Aufbau des Steuerungssystems. Das Schema ist einfach und verständlich. *„ Es gibt noch einen so zu sagen versteckten Sinn dieser Steuerung: die Makrosteuerung beinhaltet die Steuerung privater Aufgaben, und umgekehrt private Aufgaben beinhalten die Steuerung der Makroebene. In diesem Fall findet es durch die Zahl Neun statt, die sich in der Null befindet. Somit haben Sie das System quasi zusammengebunden, einfach gesagt, haben Sie einen gewissen Knoten in der Steuerungsinformation erschaffen, der eine stabile und eigentlich unendliche Handlung bezeichnet, weil Sie durch die Zahl Neun die Steuerungselemente auf eine* *gewisse Weise verbunden haben, und zwar eigentlich so eine, die ständig das Ziel der Steuerung auffüllt."*

Die Zahlen Fünf, Sechs, Sieben und Acht sind in der Ebene der Lösung privater Aufgaben enthalten, deswegen können auf diesen Zahlen zusätzliche Aufgaben gezeichnet werden, und das Ziel selbst - wie früher bereits erwähnt - ist auf der Kontur der Zahl Neun geschrieben. Das Auffüllen der rechten unteren Ebene kann man geistig durchführen, oder man kann für sich das Steuerungsschema aufschreiben. Die Konzentration macht man auf die Zahl Neun, im Inneren der Zahl Neun, indem man die Steuerungsaufgabe quasi auf die Kontur schreibt. Und diese Handlung findet im Inneren der Null statt.

Wir haben ein stabiles Steuerungssystem bekommen. Was bedeutet es? Es gibt ein gestelltes Ziel, eine Aufgabe, und es gibt eine Ereignisreihe für die Erfüllung dieser Aufgabe. Man legt dieses System über die Ereignisreihe und dadurch kommen die am meisten prinzipiellen Systeme der Ereignisse zur Geltung, das heißt, der Mensch wählt leicht aus vielen Ereignissen, die zum Erfüllen des Steuerungsziels führen, zum Beispiel wichtige Ereignisse aus und bezeichnet diese mit den Zahlen Fünf, Sechs, Sieben und Acht.

„Demzufolge erschaffen Sie nach den Gesetzen des Schöpfers praktisch eine ewige Konstruktion. Der Ausdruck „ewige Konstruktion" bedeutet, dass diese quasi universell und in den Prozessen ewiger Entwicklung stabil ist, und sich wiederholt. Daraus folgt, dass die Konstruktion unter diesen Bedingungen funktioniert."

Damit man das ganze Steuerungssystem nicht kontrollieren muss, kann man es in ein sphärisches System zusammenrollen, aber so zusammenrollen, dass man sofort eine Acht bekommt, in deren oberen Teil man die erschaffene Konstruktion positioniert. Somit haben wir die Steuerung durch die Zahl Acht bekommen.

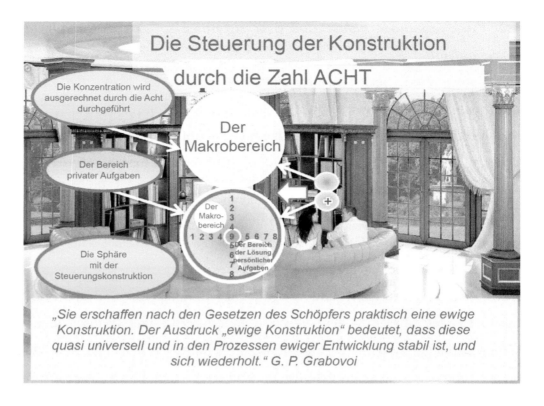

„Sie erschaffen nach den Gesetzen des Schöpfers praktisch eine ewige Konstruktion. Der Ausdruck „ewige Konstruktion" bedeutet, dass diese quasi universell und in den Prozessen ewiger Entwicklung stabil ist, und sich wiederholt." G. P. Grabovoi

In seinem Seminar zeigt Grabovoi G. P. die Praxis der Steuerung nach dem Protokoll Nr. 07/92, S. 41, Band 1 des Buches in drei Bändern „Die Praxis der Steuerung. Der Weg der Rettung." Im Protokoll wurde die Diagnostik eines Flugzeugs nach seinem LFZ-Kennzeichen beschrieben, es ging darum, einen Defekt und überhaupt Normen des Flugzeugs in einer bestimmten Periode des Systems der Makroregulierung festzustellen. Das System der Makroregulierung ist die ganze Information, in der es keine eventuelle globale Katastrophe gibt.

Bei der Steuerung der Sicherheit des Fluges erschaffen wir eine Verbindung der Zahl Eins im LFZ-Kennzeichen mit der Zahl Eins im Makrobereich. Die Steuerung berücksichtigt ausgerechnet die Räumlichkeit der Wahrnehmung, das heißt die Zahlenreihe wird als eine geschlossene Reihe betrachtet. Das LFZ-Kennzeichen kristallisiert sich quasi aus diesem Zahlensystem links oben heraus, die Ebene der optischen Wahrnehmung öffnet sich nach dem System einer gewissen Kristallisation. Auf dem Schema der Steuerung ist das Ergebnis der Einführung des LFZ-Kennzeichens ins Steuerungssystem abgebildet. Es ist wichtig zu verstehen, dass die Information in den Bereich, im dem es keine eventuelle Katastrophe gibt, eingeführt wird.

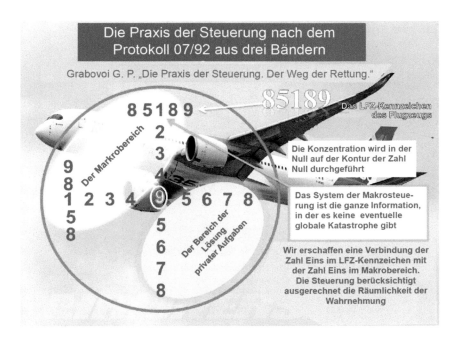

Der horizontale Teil der Reihe rechts von der Null entspricht der Ebene der Grundsysteme, und die Zahlen Fünf, Sechs, Sieben und Acht der vertikalen Reihe entsprechen der Ebene privater konkreter Probleme, die zum Beispiel im Flugzeug mit Geräten unmittelbar verbunden sind. *„Man muss einfach mindestes orientierungsmäßig definieren, was im Flugzeug welcher Zahl entspricht.*

Dann werden Sie sehen, wie die Steuerung weiter läuft. Es ist im Grunde genommen die Steuerung in Bezug auf die Diagnostik und gleichzeitig auf das Nichtstattfinden einer Katastrophe. Und ausgerechnet an der Stelle - um eine katastrophale Ebene der Informationsentwicklung zu vermeiden - muss man sich hauptsächlich auf die Zahl Null konzentrieren, das heißt im Inneren der Null - dort, wo es die Zahl Neun steht - Sie machen zunächst die Steuerung in Bezug darauf, dass es keine Flugkatastrophe geben wird, danach machen Sie eine Steuerung, indem Sie sich die Zahlenreihe entlang von der Null nach rechts oder unten bewegen."

Auf diese Weise kann man genauso gut jedes Gerät, jedes Ereignis diagnostizieren. Man kann das Datum zukünftiger Ereignisse aufschreiben, zum Beispiel, das Jahr, die Uhrzeit, den Tag, und die Zahlenreihe in Bezug darauf diagnostizieren, was im Ereignis als ein Steuerungselement dienen soll. Dies ist ein universelles System nicht nur in Bezug auf die Diagnostik sondern auch auf das Erschaffen eines optimalen Faktors der Entwicklung einer Ereignisreihe, wenn Sie sich auf die Neun konzentrieren.

11. Das Erschaffen von aufdeckenden Zahlenreihen

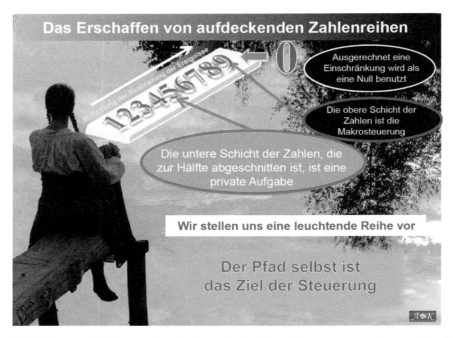

Die Diagnostik kann durch das Erschaffen der so genannten aufdeckenden Zahlenreihen gemacht werden. Wenn wir das System vereinfachen, indem wir es aufs Papier übertragen, bekommen wir trotzdem eine vergleichbare Diagnostik, weil wir wissen, was in dem Moment, in dem wir diagnostizieren, geschieht.

Die Diagnostik der Steuerung durch die aufdeckenden Reihen sieht so aus, dass sämtliche Wege anfangen, sich vom physischen Körper des Steuernden im optisch erkannten Diapason quasi aufzudecken. Zunächst finden wir das Ziel der Steuerung. Die Aufgabe ist es, einen Zahlenweg in Bezug auf das Ziel der Steuerung zu erschaffen: das heißt, ein Zahlenweg soll erscheinen, der in die Richtung der Realisierung der Ereignisse führt.

Das Prinzip der Organisation eines Zahlenweges ist einfach: es sind die Zahlen von Eins bis Neun, und die Null wird als eine Einschränkung benutzt. Die Null steht am Ende und die Reihe fängt mit einer Eins an. Der Weg selbst ist das Ziel der Steuerung. Wir stellen uns eine leuchtende Reihe auf einem Parallelogramm vor, das auf einer leuchtenden Optik liegt. Der obere Teil der Zahlen, die obere Schicht ist die Makrosteuerung, und die untere zur Hälfte abgeschnittene Schicht ist eine private Aufgabe.

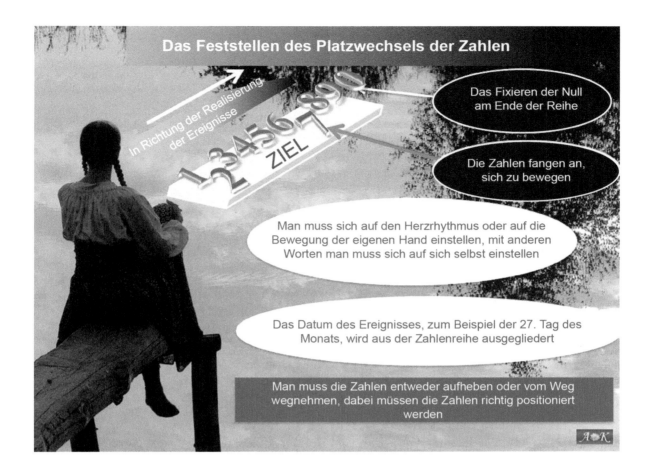

Sobald wir anfangen, die Zahlen zu ordnen, fängt die am Ende der Reihe fixierte Null an, so zu handeln, dass ein Teil der Zahlen anfängt, sich gegenseitig zu bewegen. Wir stellen die Zahlen fest, die angefangen haben, sich zu bewegen, und bauen eine Zahlenreihe dem Steuerungsziel entsprechend, dem Ziel, das sich unter dieser Reihe befindet. Das Prinzip ist sehr einfach: man soll sich nach Möglichkeit auf den Herzrhythmus oder auf die Bewegung der eigenen Hand einstellen, mit anderen Worten man muss sich auf sich selbst einstellen.

Sobald wir uns auf das Steuerungsziel eingestellt und es erkannt haben, können wir nach dem Herzrhythmus die Zahlen definieren, die sich auf diesem Weg zwischen Eins uns Neun befinden. Man muss die Zahlen entweder aufheben oder vom Weg wegnehmen, dabei müssen die Zahlen richtig positioniert werden. Wenn das Ereignis nah ist, liegt das Prinzip dessen Steuerung darin, dass man zum Beispiel das Datum des gegebenen Ereignisses nimmt, und dieses Ereignis wird quasi aus der Zahlenreihen ausgegliedert: wir benutzen einen bestimmten Tag des Monats, wir nehmen zum Beispiel zwei Zahlen und übertragen diese quasi in den Hintergrund. Es ist die einfachste und mechanisierte Methode, die wir überhaupt mit dem Begriff der Ausgliederung in Verbindung bringen.

Der Autor bringt in seinem Seminar das Prinzip der Arbeit in Bezug auf die Durchführung der Diagnostik bei - nach dem Schema des Schachts. *„Und eine Zahlenreihe ist ein System, das im Grunde genommen die Lage einer Zahl zeigen muss - die Lage der Zahl auf der gegebenen Ebene - und diese Zahl muss etwas bedeuten."*

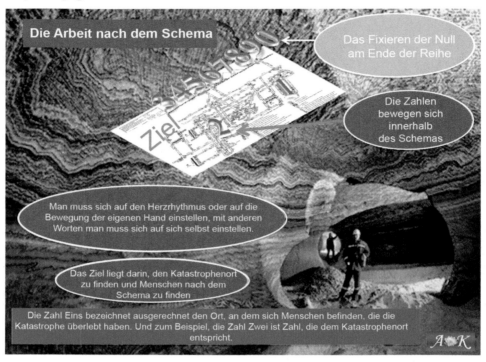

Das Schema der Schacht wurde Grigori Petrovich gegeben mit der Bitte festzustellen, in welchem Raum es Feuer und in welchem Menschen gibt. Er hat die aufdeckende Reihe des leuchtenden Weges auf das Schema der Schacht aufgelegt und bestimmt, dass die Zahl Zwei Feuer und die Zahl Eins den Raum, in dem sich Menschen aufhalten, zeigen wird.

Die Reihe soll auf der Grundlage der Unterschicht arbeiten. In dem Fall ist das Schema der Schacht die Unterschicht. Wenn der Mensch sich in der Schacht befindet, kann er - wenn er mit den aufdeckenden Zahlenreihen arbeitet - folgendes Ziel stellen: einen sicheren Ort finden, an dem er gerettet werden kann. Das Prinzip der Arbeit ist auf dem Steuerungsschema aufgezeichnet. Um zu üben, kann man eine Information, die dem Menschen im Voraus bekannt ist, nach dieser Technologie finden.

Der Autor spricht folgendermaßen über diese Methode: *„in diesem Fall zeige ich die Methode, in der zum Beispiel ein geistiges System arbeitet, das heißt Sie arbeiten auf der Ebene des Geistes, der Seele, des Bewusstseins, und dabei geht es darum, dass Ihr Körper - mit anderen Worten Ihr System, das in Form Ihres Körpers realisiert ist - bei der Bewegung, bei der Reaktion, bei der Entwicklung das System, über das ich gerade gesprochen habe, beeinflusst."*

12. Das Prinzip des Feststellens einer Zahl. Das Erhalten einer Antwort durch die Zahlenreihe 4798 ohne eine Aufgabe lösen zu müssen

In den Gesamtsystemen muss man das System nicht unbedingt verstehen, wichtig ist zu wissen, das das Prinzip existiert und dieses zu realisieren. Das Prinzip des Feststellens einer Zahl entspricht der Außenrealität, es ist genug die Steuerungsreihenfolge zu kennen. Während der Arbeit wird die Situation einfach auf der Ebene der logischen Phase des Bewusstseins kontrolliert.

Das Prinzip der Steuerung liegt darin, die Zahl in die optische Phase der Wahrnehmung zu übertragen. Die Auswahl der Zahlen bringt der Autor der Lehre bei. Die Sphäre der Wahrnehmung muss der Aufgabe der Steuerung dieser Zahlen entsprechend in die sphäroidische Ebene durchgebogen werden, das heißt wir müssen die Zahlenreihe an dem gefragten Wahrnehmungspunkt quasi durchbiegen. Dann realisieren sich gleichzeitig die Aufgabe ausgerechnet der Makrorettung und die private Aufgabe. Mit anderen Worten funktioniert hier das Prinzip der Vereinigung. Hier stellt eine Zahl die Makroregulierung dar, und eine andere Zahl ist die private Aufgabe.

Wir nehmen vier Zahlen - Vier, Sieben, Neun und Acht - und positionieren diese vertikal von unten nach oben ungefähr fünfzig Zentimeter von uns entfernt, in die Zahl Neun fügen wir das Prinzip der zielgebundenen Steuerung ein. *„Und die Zahl Neun bringen wir in Zusammenhang mit den ausgewählten Zahlen so, dass sich die Zahl Neun im Raum unserer Wahrnehmung maximal nah zu der Zahl Vier befindet.“*

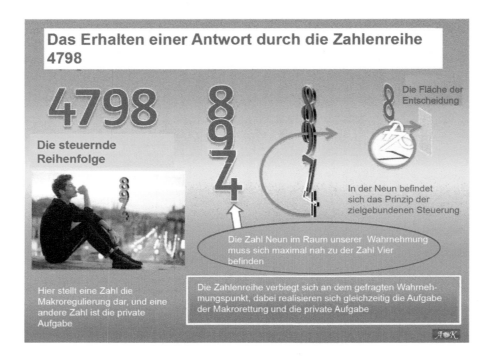

Das Erhalten einer Antwort durch die Zahlenreihe 4798

Die steuernde Reihenfolge

Hier stellt eine Zahl die Makroregulierung dar, und eine andere Zahl ist die private Aufgabe

Die Fläche der Entscheidung

In der Neun befindet sich das Prinzip der zielgebundenen Steuerung

Die Zahl Neun im Raum unserer Wahrnehmung muss sich maximal nah zu der Zahl Vier befinden

Die Zahlenreihe verbiegt sich an dem gefragten Wahrnehmungspunkt, dabei realisieren sich gleichzeitig die Aufgabe der Makrorettung und die private Aufgabe

Die Steuerung: wir haben die Zahl Vier wie mit einer Angelleine eingehackt und ziehen diese durch den oberen Teil der Zahl Neun - durch den Kreisbogen - dabei zieht die Vier die anderen Zahlen mit. Die zerrissene Struktur der Zahl Neun vervollständigen wir bis zur Acht und fixieren das Steuerungsziel, in dem die Makro- und die logische Ebene in einer Aufgabe enthalten sind.

Die Approbation dieser Methode ist im zweiten Band des Buches von G. P. Grabovoi „Die Steuerungspraxis. Der Weg der Rettung." auf den Seiten 284 - 286 - die Diagnostik der Schacht - und Seiten 372 - 373 - die Antworten auf die Aufgaben ohne Lösung - beschrieben. Nachdem wir die Vier mit der ganzen Zahlenreihe in die Neun quasi eingefügt haben, wird die Lösung hinter der Neun auf der vertikalen Fläche sichtbar.

„Das Ziel der Steuerung ist es, die Lösung der Aufgabe zu bekommen ohne die Aufgabe lösen zu müssen. Demzufolge müssen wir die Fläche in der Wahrnehmung festlegen, die diese Steuerung bezeichnet. Dann müssen Sie folgendes im Wahrnehmungsraum sehen können: hinter die Zahl Neun wird einfach eine schwach beleuchtete Fläche mit schwacher Lumineszenz vertikal gestellt und die Antwort wird einfach wahrgenommen."

Die Sphäre möglicher Lösungen oder das Arbeitsfeld wird durch die Fläche hinter der Neun eingeschränkt. Diese Fläche kann variiert und im Wahrnehmungsraum bewegt werden - hinter der Neun plus-minus zwei Zentimeter. Wir erklären hiermit, dass die Fläche, auf der wir eine Antwort bekommen, ausgerechnet plus-minus zwei Zentimeter bewegt werden muss - dann bekommen wir quasi eine Anpassung dieses Systems an das System zukünftiger Ereignisse. Am Anfang der Erklärung dieser Methode wurde folgendes gesagt: *„das Prinzip des Feststellens der Zahl, das Prinzip des Betrachtens der Bewegung der Zahl ist das Prinzip, bei dem es auf die Arbeit mit der Ebene ankommt, die quasi der Außenrealität entspricht."*

Diese Methode wird in dem Fall angewendet, in dem es die Aufgabe des Erhaltens einer konkreten Zahl oder konkreter Zeit gibt, oder man ein konkretes Steuerungssystem, das mit einer konkreten Zahl verbunden ist, braucht.

13. Das Prinzip des Feststellens einer Zahl. Geschwindigkeitseigenschaft der Zahl Vier

Diese Methode gehört ebenso zur logischen Phase der Steuerung, die dadurch stattfindet, dass man in der Entwicklung seines Denkens der Zahl die Dynamik so zu sagen verleiht. Die Zahl bekommt die Geschwindigkeitseigenschaften - wir bekommen den Zugang der Zahl in Bezug auf, sagen wir, die zukünftigen Prozesse.

Die Methode wird im Seminar anhand eines konkreten Beispiels des Erhaltens der Antworten erklärt: *„im Intervall von zehn hoch minus sechs bis zehn hoch sechs - es ist die Ordnung der Migration."* Es ergibt sich, dass *„die Methode die Genauigkeit in der Steuerung und im Zugang zu der Information geben kann, das heißt sie kann quasi genaue Eigenschaften der Steuerung festlegen - sogar bei großem Informationsumfang."* Im Seminar wird ein Protokoll auf der Seite dreihundertvierundachtzig des zweiten Bandes des Buches „Die Steuerungspraxis. Der Weg der Rettung." vorgelegt. Grigori Petrovich hat eine Zahl in der Aufgabe des Feststellens der Migrationsstufe ausgegliedert - zehn hoch sechs in einer Sekunde. So war die Migrationsstufe, obwohl sie anders sein könnte, das heißt es gab überhaupt keine konkreten Eigenschaften.

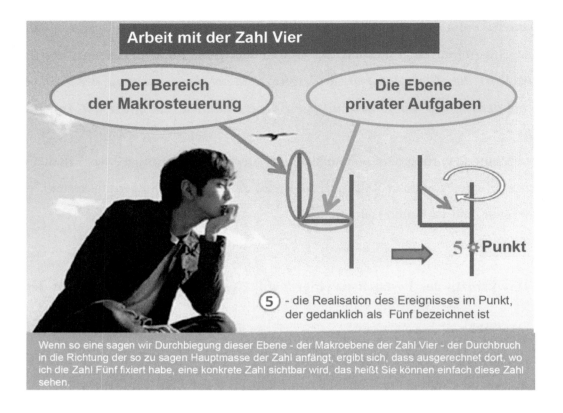

Arbeit mit der Zahl Vier

Der Bereich der Makrosteuerung

Die Ebene privater Aufgaben

5 ❋ Punkt

(5) - die Realisation des Ereignisses im Punkt, der gedanklich als Fünf bezeichnet ist

Wenn so eine sagen wir Durchbiegung dieser Ebene - der Makroebene der Zahl Vier - der Durchbruch in die Richtung der so zu sagen Hauptmasse der Zahl anfängt, ergibt sich, dass ausgerechnet dort, wo ich die Zahl Fünf fixiert habe, eine konkrete Zahl sichtbar wird, das heißt Sie können einfach diese Zahl sehen.

Der Sinn der Steuerung ist die Verleihung der Geschwindigkeitseigenschaften einer Zahl, das heißt man muss für eine konkrete Zahl eine Bahnlinie in dem gefragten Steuerungspunkt bilden. Wir gliedern - wie im Seminar vorgeschlagen ist - die Zahl Vier aus und arbeiten weiter nur mit einer Zahl. Wir betrachten die Zahl Vier, die aus Fragmenten besteht: das obere freie Fragment ist der Bereich der Makrosteuerung, die Senkrechte in Bezug auf das Fragment ist die Ebene privater Aufgaben.

Wir versuchen den Teil, in dem es die Makrosteuerung gibt, gedanklich quasi nach unten zu biegen ohne durchzubiegen, dabei verleihen wir quasi der Zahl die Geschwindigkeitseigenschaften, die in Wirklichkeit auf der vertikalen Linie einfach zu sehen sind, obwohl auf der Vier man es als ein Segment sieht. Und es ist genug, die Zahl des Ereignisses an einem Punkt auf dieser Linie zu fixieren.

Grigori Grabovoi sagt: *„Wenn so eine sagen wir Durchbiegung dieser Ebene - der Makroebene der Zahl Vier - der Durchbruch in die Richtung der so zu sagen Hauptmasse der Zahl anfängt, ergibt sich, dass ausgerechnet dort, wo ich die Zahl Fünf fixiert habe, eine konkrete Zahl sichtbar wird, das heißt Sie können einfach diese Zahl sehen."*

Auf der Achse ist es einfach ein kleiner Punkt, der als die Zahl Fünf bezeichnet ist: man kann gedanklich dort die Zahl Fünf schreiben. Und wir nehmen an, dass wir das Ereignis an dem Punkt fixiert haben.

„In dem Fall nehmen Sie diesen Schwellenwert durch die Fünf als einen Wellenaufschlag wahr. Und dieser Wellenaufschlag ist die Realisierung des gegebenen Ereignisses mittels Geschwindigkeitseigenschaften der Zahlenentwicklung." Die Zahl fängt an sich quasi einzurollen und begibt sich zu der Zahl, und das Ereignis fängt an sich zu realisieren. Bei dem sehr großen Informationsumfang arbeitet das System sehr effektiv, da man hier anhand der Geschwindigkeit arbeiten kann ohne den Umfang selbst zu berücksichtigen.

In der Steuerung durch eine Zahl wird das *„Prinzip der Steuerung gewählt: entweder ist es ein dynamisches Prinzip - bei einem sehr großen Umfang, oder ein statisches Prinzip, wenn Sie mit privaten Steuerungssystemen arbeiten."*

Die Anwendung des Prinzips
der Dynamik des eigenen Körpers

14.a. Der Zusammenhang zwischen den Zahlen und Körperteilen

In dieser Methode wird ein einfaches Prinzip angewendet, das mit der Dynamik des Körpers verbunden ist. Man kann sieben einzelne mögliche Systeme nennen, die zusammen den Menschen ausmachen. Bezeichnen wir durch die Zahlen 1, 2, 3, 4 Arme mit Händen und Beine mit Füßen, 5 - bezeichnet den Körper, 6 ist der Körper zusammen mit dem Hals, und 6 ist der Hals: wir erschaffen gleichzeitig zwei semantische Begriffe, 7 ist der Kopf, der Kopf wird mit 7 in Zusammenhang gebracht. Man muss dem Ereignisbild quasi entsprechende Systeme zuteilen, das heißt man muss das System quasi analog, zum Beispiel in sieben Elementsysteme, übertragen.

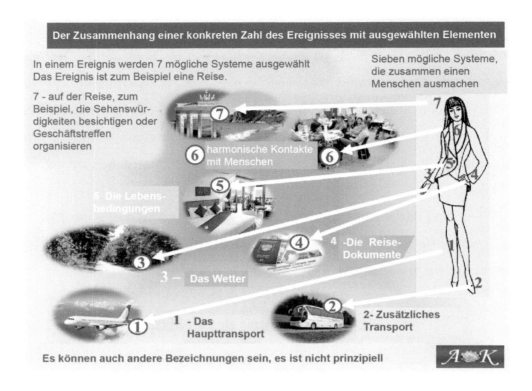

Der Zusammenhang einer konkreten Zahl des Ereignisses mit ausgewählten Elementen

In einem Ereignis werden 7 mögliche Systeme ausgewählt. Das Ereignis ist zum Beispiel eine Reise.

Sieben mögliche Systeme, die zusammen einen Menschen ausmachen

7 - auf der Reise, zum Beispiel, die Sehenswürdigkeiten besichtigen oder Geschäftstreffen organisieren

⑥ harmonische Kontakte mit Menschen

6 Die Lebensbedingungen

4 -Die Reise-Dokumente

3 — Das Wetter

1 - Das Haupttransport

2- Zusätzliches Transport

Es können auch andere Bezeichnungen sein, es ist nicht prinzipiell

Zum Beispiel, es gibt ein Ereignis und man muss eine Steuerung bekommen. Es kann, zum Beispiel, eine Reise im wirtschaftlichen, touristischen, alltäglichen Bereich usw. sein.

Dann teilen wir dieses Ereignis in sieben Systeme und bringen jede konkrete Zahl dieses Ereignisses in Zusammenhang mit den ausgewählten Elementen. Dabei kann man die Bezeichnungen ändern. Auf dem Schema kann man die Teilung des Ereignisses in die Systeme sowie die Steuerung des Ereignisses ausgerechnet durch die bezeichneten Körpersysteme erkennen.

In dem gesteuerten Ereignis gibt es einen Bereich, den wir für den Hauptbereich halten und mit der Zahl zum Beispiel 7 bezeichnen: Geschäftstreffen arrangieren. Ein optischer Strahl geht vom Kopf des Steuernden bis zum Bereich des Ereignisses, der mit der Zahl 7 bezeichnet ist, und beleuchtet diesen, dieser Bereich beleuchtet dann alle anderen Systeme.

Wir können jeden Bereich im Ereignis als Hauptbereich bezeichnen, zum Beispiel, der Flug zum Zielort. Dieser Bereich ist mit der Zahl 1 bezeichnet - auf den Körper bezogen ist es das rechte Bein. In dem Fall fängt die Beleuchtung der Systeme mit der Zahl 1 an, ausgerechnet in diese Zahl ist der optische Strahl des rechten Beins eingeschlagen.

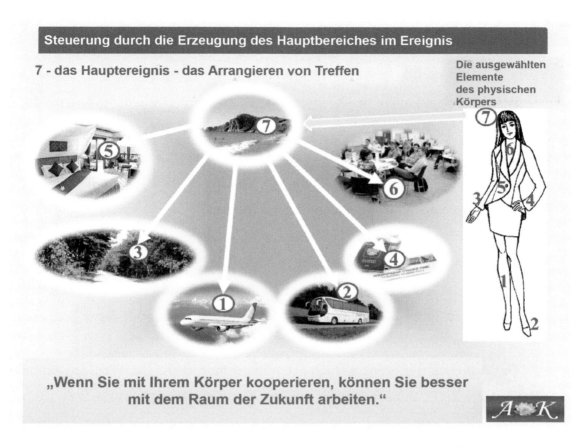

Steuerung durch die Erzeugung des Hauptbereiches im Ereignis

7 - das Hauptereignis - das Arrangieren von Treffen

Die ausgewählten Elemente des physischen Körpers

„Wenn Sie mit Ihrem Körper kooperieren, können Sie besser mit dem Raum der Zukunft arbeiten."

Oder man kann das Steuerungssystem, sagen wir, folgendermaßen aufbauen:

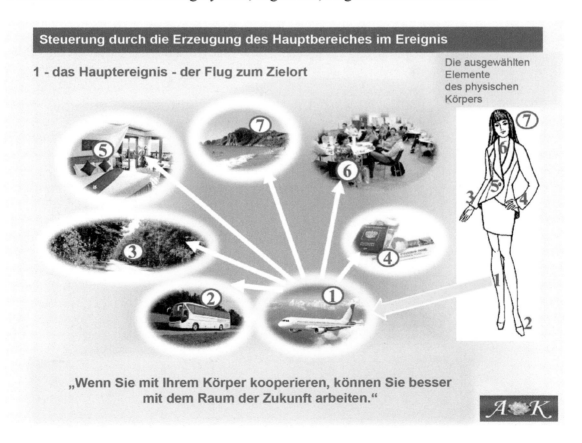

Steuerung durch die Erzeugung des Hauptbereiches im Ereignis

1 - das Hauptereignis - der Flug zum Zielort

Die ausgewählten Elemente des physischen Körpers

„Wenn Sie mit Ihrem Körper kooperieren, können Sie besser mit dem Raum der Zukunft arbeiten."

14.b. Die Arbeit mit dem Raum der Zukunft durch die Kooperation mit dem ganzen Körper

Bei der Behandlung einer Krankheit ist es genug, drei Elemente auszuwählen, einfach drei Finger - den Zeigefinger, den Mittelfinger und zum Beispiel den Ringfinger, und das Ereignis in drei Ereignisse zu teilen: es gibt eine Diagnose, es gibt den Heilungsprozess und es gibt das dritte Element - die Genesung. Wir bezeichnen jeden Finger mit Zahlen und verbinden diese gedanklich miteinander, und fixieren.

Das Fixieren steuert nur die Zahlen, man muss nicht unbedingt zum Beispiel seinen Finger kontrollieren, dabei bekommen wir die Steuerung hauptsächlich der Prozesse der Zukunft, weil im Körper die Elemente seiner nächsten Realisierung eingefügt sind, das heißt der zukünftigen Entwicklung. Wenn der Steuernde mit seinem Körper kooperiert, kann er besser mit dem Raum der Zukunft arbeiten.

Der Autor führt in seinem Buch „Die Steuerungspraxis. Der Weg der Rettung." auf der Seite 411 des 2. Bandes ein Beispiel der Prognose der Interbankenkrise auf.

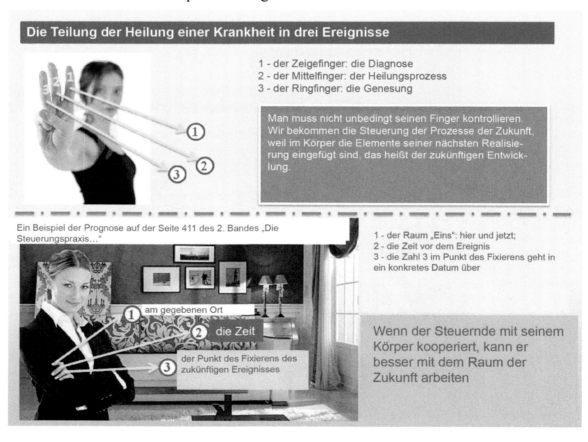

Die Teilung der Heilung einer Krankheit in drei Ereignisse

1 - der Zeigefinger: die Diagnose
2 - der Mittelfinger: der Heilungsprozess
3 - der Ringfinger: die Genesung

Man muss nicht unbedingt seinen Finger kontrollieren. Wir bekommen die Steuerung der Prozesse der Zukunft, weil im Körper die Elemente seiner nächsten Realisierung eingefügt sind, das heißt der zukünftigen Entwicklung.

Ein Beispiel der Prognose auf der Seite 411 des 2. Bandes „Die Steuerungspraxis..."

1 - der Raum „Eins": hier und jetzt;
2 - die Zeit vor dem Ereignis
3 - die Zahl 3 im Punkt des Fixierens geht in ein konkretes Datum über

1 - am gegebenen Ort
2 - die Zeit
3 - der Punkt des Fixierens des zukünftigen Ereignisses

Wenn der Steuernde mit seinem Körper kooperiert, kann er besser mit dem Raum der Zukunft arbeiten

Das Steuerungsprinzip in Bezug auf diese Ebene der Realisierung liegt darin, dass der Steuerungsraum in den Raum geteilt wird - in den Raum „Eins" an dem gegebenen Ort, an dem sich der Steuernde befindet - die Zahl Eins. Die Zahl Zwei ist der Raum des Zugangs, das heißt die Zeit, während der die Realisierung des Ereignisses stattfindet. Mit anderen Worten es ist die Zeit vor einem Ereignis, zum Beispiel, vor einer Krise. Die Drei ist das Ereignis, das prognostiziert werden soll.

Der Steuernde arbeitet nur mit seinem Ziel, die Gegenwart interessiert ihn so gut wie gar nicht, das heißt ihn interessiert nicht, welches Ereignis jetzt stattfindet. Wenn man das Ziel der Steuerung feststellen soll - zum Beispiel was in Bezug auf einen konkreten Menschen gesagt werden soll - kann man dieses System auf denselben Fingern fixieren: eins, zwei, drei.

Und die Zahl Drei, die quasi an einem Punkt fixiert ist, das heißt an dem Punkt, an dem der Steuernde sie fixiert hat, geht in ein konkretes Datum über. In diesem Fall wird das Datum als die Ebene des Fixierens der Zahl Drei wahrgenommen. Und die Steuerung wird einfach sein, wenn der Mensch sie mit den zukünftigen Prozessen in Zusammenhang bringt. *„Mit anderen Worten die Zukunft ist dort, wo der physische Körper zum Beispiel des Menschen arbeitet."*

15. Das Ausgliedern des Systems der Makrosteuerung in der Zahl für die Realisierung der eigenen Aufgabe

In dieser Methode wird das System der Makrosteuerung in der Zahl ausgegliedert *„und zwar mit so einer hohen Geschwindigkeit, dass sich Ihre Aufgabe innerhalb dieser Makrosteuerung eigentlich auf jeden Fall realisiert."* Man muss gedanklich quasi auf diese Makroebene der Zahl „Eins" gehen und das Ziel der Steuerung in der quasi hart fixierten Zahl stellen.

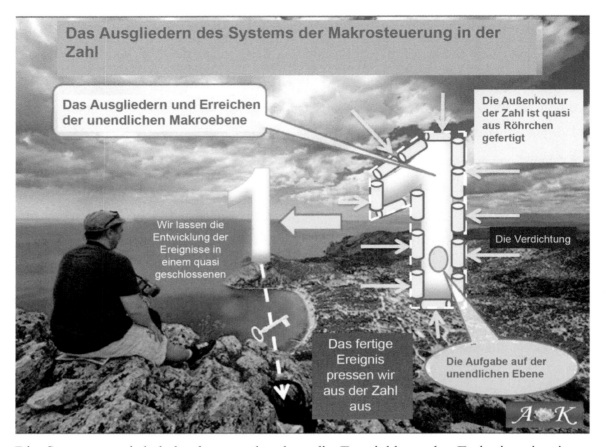

Das Ausgliedern des Systems der Makrosteuerung in der Zahl

Das Ausgliedern und Erreichen der unendlichen Makroebene

Die Außenkontur der Zahl ist quasi aus Röhrchen gefertigt

Wir lassen die Entwicklung der Ereignisse in einem quasi geschlossenen

Die Verdichtung

Das fertige Ereignis pressen wir aus der Zahl aus

Die Aufgabe auf der unendlichen Ebene

Die Steuerung wird dadurch gemacht, dass die Entwicklung der Ereignisse in einer konkreten Form im unendlichen Raum zugelassen wird, das heißt die Steuerung findet auf jeden Fall ausgerechnet durch die Unendlichkeit statt. Das Erschaffen des unendlichen Faktors des inneren Bereichs der Zahl Eins ist die mentale und sehr starke Verdichtung der wahrgenommenen Außenebene der Zahl Eins. Wir stellen uns die Zahl vor und fangen an, sie gedanklich quasi zu verdichten, dabei befindet sich das Ziel der Steuerung in der Zahl. Durch die Verdichtung dieser Zahl wird das fertige Ereignis aus der Zahl quasi ausgepresst. Wenn es zwei Ereignisse gibt, ist es besser, mit der Zahl Zwei zu arbeiten, das heißt es ist besser, ausgerechnet im Rahmen des bezeichneten Zahlensystems zu arbeiten.

Ein Beispiel der Situation wird im Protokoll auf der Seite 437 des 2. Bandes des Buches vom Autor "Die Steuerungspraxis. Der Weg der Rettung." aufgeführt, darin wird eine Materialisation des verlorenen Schlüssels vom Hotelzimmer betrachtet. Man hat durch die Spannung des Bewusstseins durch den Willenseinsatz die Außenkonture der Zahl Eins gedruckt: die Kontur wurde so vorgestellt als ob sie aus den Röhrchen und konusartiger Figuren gefertigt wäre. Man muss die Zahl an dem Ort vorstellen, an dem das Ereignis realisiert werden muss. In dem aufgeführten Beispiel ist der Schlüssel in der Tasche erschienen, in der es ihn vorher nicht gab.

"Eigentlich wird in dieser Methode die Materie nach einer bestimmten Ebene gebildet, zum Beispiel nach der ursprünglichen Ebene, weil wenn angenommen wird, dass es die Bildung Materie gibt, dann bringen die Hochkonzentration der Information, ja?... eine gewisse Verdichtung und Megaverdichtung, die wiederum ein materielles Substrat bringen. In diesem Fall wurde die gleiche Technologie angewendet."

16. Das Erschaffen einer Zahl durch das gegenseitige Widerspiegeln der Zahlen.

In dieser Methode *"sind die Ebene der Makrosteuerung und eine private Aufgabe einfach nur die Zahl, mit der Sie arbeiten." "Aber in der Arbeit mit den Zahlenreihen müssen Sie nach Möglichkeit die Situation finden, in der Ihre sagen wir geistige Entwicklung Ihnen die Möglichkeit gibt, ausgerechnet diese Makrozahl auf der Ebene zum Beispiel der Mikrozahl, der Mikroebene usw. zu bekommen."*

Nach dieser Methode zeigen wir zunächst der Struktur der Außenrealität die Zahl, mit der wir die Makrosteuerung ausführen möchten. Man kann jede beliebige Zahl nehmen und das Ziel der Steuerung festlegen - am besten sollen es die Zahlen von 0 bis 9 sein. Sobald wir das Ziel der Steuerung mit einer konkreten Zahl bezeichnet haben, zeigen wir diese in der Struktur unserer Wahrnehmung: *"und diese Zahl fängt an, sich in Bezug auf sagen wir das Wachstum der Realität zu realisieren, das heißt die nächste Ebene der Realität fängt an, die Zahl, die Sie fixieren, zu modifizieren."*

Damit Sie das Prinzip des Modifizierens kontrollieren können, müssen Sie zulassen, dass die Zahl sich zum Beispiel im Kreis ändern wird. Wir haben die Zahl der Steuerung gewählt, zum Beispiel 9 - das heißt, dass man neun Parameter berücksichtigen muss, oder dass uns die Zahl Neun einfach gefallen hat. In die Steuernde Zahl Neun haben wir das Ziel der Steuerung eingefügt, und um diese Zahl herum positionieren wir die Zahlenreihe von

Null bis Neun. Ferner bauen wir die Dualsysteme in Bezug auf die Versetzung der Zahl Neun auf, wie ein Uhrzeiger: "Neun - Eins", "Neun - Zwei", "Neun - Drei" usw.

Damit die Methode nicht zu breit wird und es keine unkontrollierbaren Systeme der Entwicklung in den Zahlenreihen gibt, kann man sich einen Konus vorstellen und von der Spitze des Konus kann man zum Beispiel Linien zu jeder Zahl durchziehen. Die Zahl Neun befindet sich auf der Spitze des Konus: wir zeichnen mit Neun oder jeder beliebigen Zahl, die das Ziel der Steuerung bezeichnet, jede Linie durch - dann wird das ganze Spektrum der Steuerung berücksichtigt. Die mentale Verbindung der steuernden Zahl, die Verleihung der dynamischen Eigenschaften der Verbindung jeder Zahl - oder mindestens das Berühren der Zahl - führt zu einem steuernden Effekt.

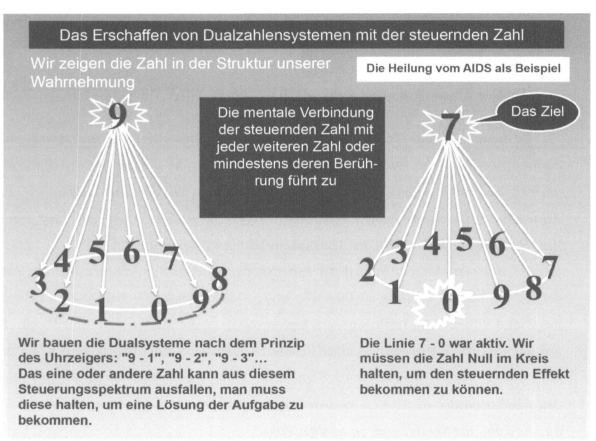

Das Beispiel von Grigori Petrovich in Bezug auf die Heilung im Fernkurs der vierten Stufe von AIDS (Bund 3, Seite 705): oben war die Zahl 7, am meisten aktiv war die Linie 7 - 0. Sobald wir die Zahl 0 innerhalb des Kreises halten konnten, war die Krankheit geheilt.

Sobald der Steuernde anfängt, mit der Zahl die Linien durch zu ziehen, versucht eine Zahl, aus dem Kreis rauszugehen: die Aufgabe dabei ist es, diese Zahl im Kreis halten zu können, damit man den steuernden Effekt bekommen kann.

17. Die Reihe sphärischer Wege aus den Zahlen von 0 bis 9

Die Methode, in der das Prinzip des Einrollens der Zahlen auf der Fläche angewendet wird: wir stellen uns auf der Fläche Zahlen von Null bis Neun vor und bauen eine Reihe quasi sphärische Wege auf. Man kann drei-vier Wege aufbauen, zum Beispiel der erste wäre: 0 – 1 – 2 – 3, der zweite: 0 – 1 – 2 – 3 – 4 – 5 usw. Wir haben einen, zwei oder drei Wege aufgebaut und stellen auf diesen Wegen die Aufgabe der Makrosteuerung in Form der steuernden Zahl, die wir gleichzeitig auf der Steuerung sehen.

Es ist zum Beispiel die Zahl Zwei, die wir in vertikaler Position auf dieser eigenartigen Unterschicht vorstellen können - dann bekommen wir den steuernden Effekt. Außer der Ebene der Zahl Zwei werden restliche Zahlen in der Wahrnehmung ausgesondert, *„das heißt, dass die Einheitlichkeit der ausgesonderten Zahl auf den zwei Ebenen - auf der sphäroidischen und horizontalen - einen steuernden Effekt bringt.“*

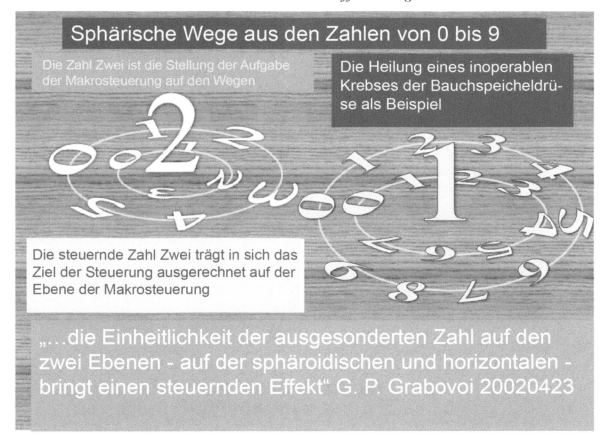

Als Beispiel wird der Fall der Heilung eines inoperablen Krebses der Bauchspeicheldrüse mit der Durchwachsung in den Zwölffingerdarm aus dem Buch aus drei Bändern „Die Steuerungspraxis Der Weg der Rettung.", Seite 748m Band 3 aufgeführt. Das Ziel der Steuerung ist die Genesung. Das Ziel kann mit jeder beibiegen Zahl bezeichnet werden und die Wege werden aus den Zahlenreihen ununterbrochen aufgebaut. Das Schließen eines Weges findet quasi auf der mechanischen Ebene statt.

„Das Prinzip der Steuerung soll so sein, dass Sie eine Zahl ausgliedern können, um eine Steuerung in Bezug auf die Stabilität zu bekommen, ebenso können Sie in Wirklichkeit jedes beliebige System für ein steuerndes System erklären und es zum Beispiel mit der Steuerung in Zusammenhang bringen".

Der Steuernde wählt nach seinem Ermessen das Erschaffen fortlaufender Wege aus den Zahlen, das heißt das Erschaffen einer sphäroidisch-horizontalen Ebene, das heißt, die Zahlen können sich folgendermaßen positionieren:

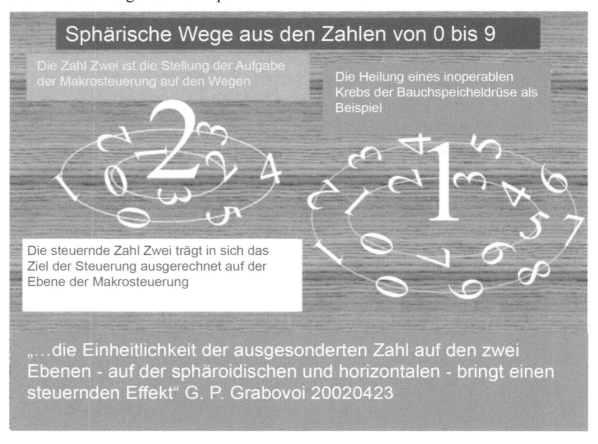

DIE STEUERUNG DURCH SÄTZE
IN ACHT METHODEN

18. Die Methode der Steuerung durch einen Satz auf einer vertikalen Fläche

Die Steuerung wird auf einer vertikalen Fläche - quasi in einem Koordinatensystem YOX - durchgeführt, das System befindet sich ungefähr 50 cm vom physischen Körper im

Bereich der Wahrnehmung entfernt, oder man kann das Schema auf dem Blatt Papier zeichnen und nach dem Schema die Steuerung durchführen. Zunächst wird das steuernde Ziel in Form eines kurzen Satzes formuliert, danach werden die Buchstaben nach der Sinuslinie positioniert: der erste Buchstabe bleibt auf der horizontalen Achse X, der zweite und jede gerade Buchstabe bilden eine gewisse Sinuslinie, das heißt die geraden Buchstaben bauen die Sinuslinie auf, und ungerade befinden sich auf der Achse. Wir nehmen einen einfachen Satz - „die Gesundheitsnorm" - und bauen aus dem Satz eine Sinuslinie.

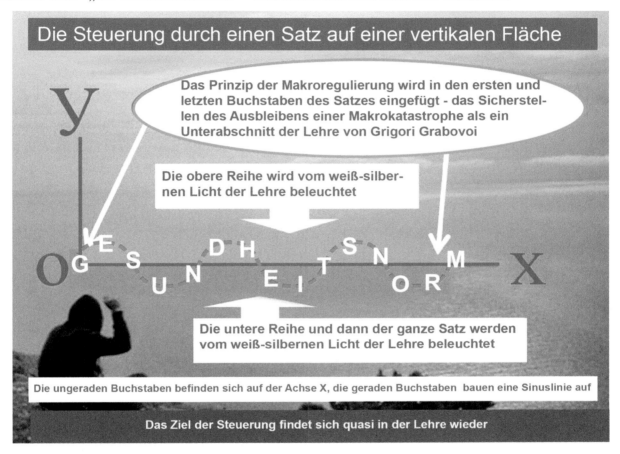

Das Prinzip der Makroregulierung wird in den ersten und letzten Buchstaben des Satzes eingefügt - das Sicherstellen des Ausbleibens einer Makrokatastrophe als ein Unterabschnitt der Lehre von Grigori Grabovoi. Das heißt, der Bereich der Verhinderung einer eventuellen globalen Katastrophe ist kein Abstraktbereich sondern eine Unterstruktur eines konkreten Abschnitts der Lehre von Grigori Grabovoi. Das logische Prinzip der Steuerung liegt darin, eine Abstimmung in Bezug auf die Elemente einer einfachen optischen Informationsübermittlung zu finden, dabei bildet der Mensch eine gewisse Welle aus, sagen wir, dem steuernden Satz.

Die nächste Handlung liegt darin, die Buchstaben durch Willeneinsatz zu beleuchten und ihnen dadurch einen weiß-silbernen Farbton zu verleihen: mit anderen Worten die obere und untere Ebene der Sinuslinie vertikal zu beleuchten. Man kann ebenso eine Steuerung richtig ausführen, indem man nur einen oder zwei Buchstaben beleuchtet: es ist nicht notwendig, alle Buchstaben zu beleuchten.

„Wenn Sie eine Steuerung in Bezug auf so zu sagen ein gesättigtes Problem durchführen möchten, dann müssen Sie sich vom Anfang des Satzes, in dem dieses Problem formuliert ist, zunächst von links nach rechts quasi nach der Sinuslinie bewegen und danach umgekehrt - von rechts nach links. Somit bekommen Sie eine ausreichend beleuchtende Reihe, die ausgerechnet aus Buchstaben besteht - obwohl sie sich allerdings auf einer sehr großen Entfernung von Ihnen befindet. „

19. Die Methode der Steuerung durch einen Satz auf einer horizontalen Fläche

Diese Methode ähnelt der vorherigen Methode mit dem Unterschied, dass der Aufbau des Satzes auf einer horizontalen Fläche quasi im Koordinatensystem XOZ stattfindet.

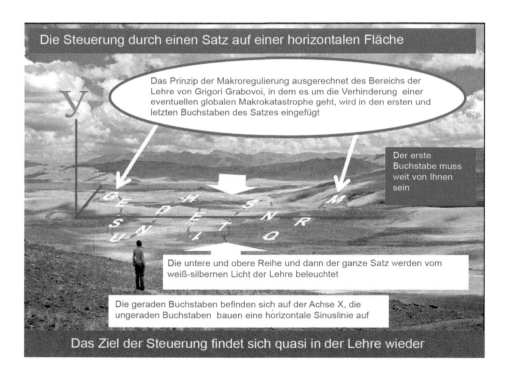

Die Steuerung wird natürlich vor dem physischen Körper des Menschen im erarbeiteten Steuerungsbereich durchgeführt. Die bedingten Steuerungsschemas sind zwecks Verstehens der Positionen der Buchstaben auf den Sinuslinien vorgelegt.

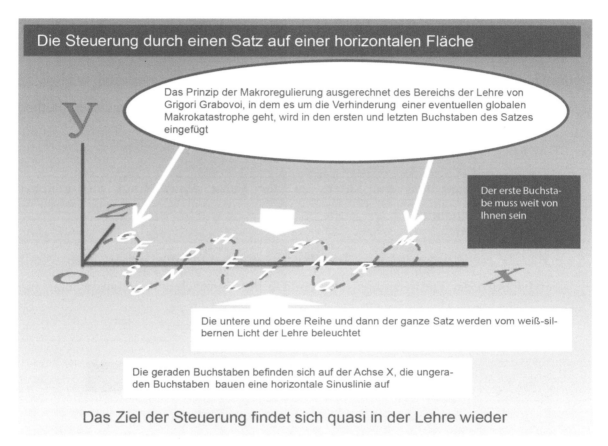

Die Steuerung durch einen Satz auf einer horizontalen Fläche

Das Prinzip der Makroregulierung ausgerechnet des Bereichs der Lehre von Grigori Grabovoi, in dem es um die Verhinderung einer eventuellen globalen Makrokatastrophe geht, wird in den ersten und letzten Buchstaben des Satzes eingefügt

Der erste Buchstabe muss weit von Ihnen sein

Die untere und obere Reihe und dann der ganze Satz werden vom weiß-silbernen Licht der Lehre beleuchtet

Die geraden Buchstaben befinden sich auf der Achse X, die ungeraden Buchstaben bauen eine horizontale Sinuslinie auf

Das Ziel der Steuerung findet sich quasi in der Lehre wieder

Das Prinzip der Steuerung nach dieser Methode besteht aus folgenden Etappen:

❖· Das Ziel wird in Form eines Satzes formuliert und aufs Papier oder gedanklich im Steuerungsrahmen fixiert.

❖· Der erste und letzte Buchstabe werden durch den Bereich der Lehre von Grigori Grabovoi, in dem es um die Verhinderung der eventuellen globalen Katastrophe geht, beleuchtet, damit man nach der Art der Steuerung nicht suchen muss, sondern eine bereits existierende etablierte Methode hat.

❖· Der erste Buchstabe des Satzes befindet sich an der weitesten Entfernung, das heißt, dass die undirekten Buchstaben die Sinuslinie aufbauen und die geraden auf der Achse X quasi bleiben. Die Steuerung wird von links nach rechts ausgeführt.

❖ Ferner werden die Buchstaben, die in Bezug auf die Achse X in den Vordergrund gerückt sind, beleuchtet. Wenn nur ein Buchstabe beleuchtet wird, dann lassen wir es so, die Steuerung wird nicht verlängert. *„Das heißt, Sie müssen sich für die Zukunft Folgendes merken - eigentlich wissen Sie es schon lange - wenn in einem Steuerungssystem die Steuerung bereits durch eine Anfangshandlung zustande kommt, kann man die Steuerung als abgeschlossen betrachten."*

❖· Wenn die Steuerung nach Absätzen durchgeführt werden muss, kann man aus jedem Absatz einen steuernden Satz nehmen. *„Man kann natürlich die Steuerung nach Absätzen durchführen, aber dann muss die Steuerung verlängert werden."*

❖· Ein Koordinatensystem ist ein der Elemente der Steuerung in diesen Methoden.

20.   Das Einrollen des Satzes zu der Form eines Rings mit gleichzeitiger Selbstwiederherstellung

Bei der Steuerung wird kein Koordinatensystem aufgebaut, wie es in den vorherigen zwei Methoden der Fall war: hier wird einfach der Wahrnehmungsraum benutzt, praktisch der Raum des Denkens, in dem der Satz gebaut wird.

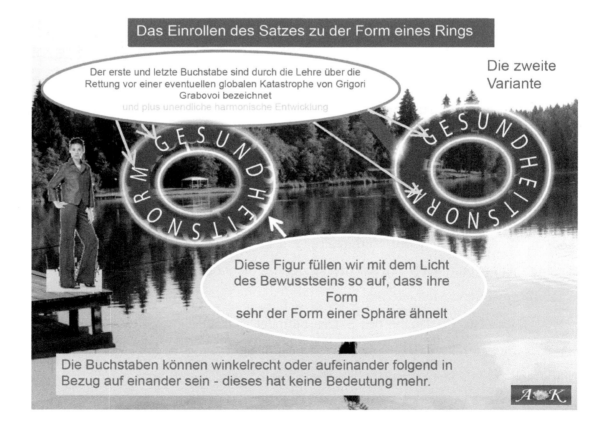

58

Das Aufschreiben des Satzes wird sofort ausgeführt: wie eine Brezel, der Satz rollt sich in Form eines Rings vor sich ein. Die Lage der Buchstaben hat keine Bedeutung, man muss so eine Art Reifen bekommen, der einen inneren sowie äußeren Durchmesser hat: man muss einen Ring gegenüber der Brust bekommen - die maximale Breite des Rings in Bezug auf den vertikalen Buchstaben. Die Buchstaben können winkelrecht oder aufeinander folgend in Bezug auf einander sein - dieses hat hier keine Bedeutung.

Wir beleuchten maximal diesen Satz. Den ersten Buchstaben und das letzte Symbol, zum Beispiel einen Punkt, bezeichnen wir durch die Lehre über die Rettung vor einer eventuellen globalen Katastrophe von Grigori Grabovoi und fügen die unendliche harmonische Entwicklung hinzu. Beachten Sie bitte, das hier zwei Prinzipien, zwei Parameter eingefügt werden.

Den Satz soll man lieber auf einer torusförmigen Figur schreiben, damit keine zusätzliche Steuerung wegen Bildung anderer Figuren entsteht. Diese Figur füllen wir mit dem Licht des Bewusstseins so auf, dass ihre Form der Form einer Sphäre sehr ähnelt, das Licht des Reifens, der aus dem Satz gebildet ist, soll sich vom Licht des Kreises selbst fast nicht unterscheiden.

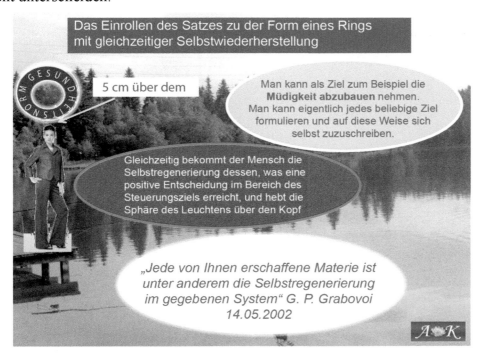

Das Einrollen des Satzes zu der Form eines Rings mit gleichzeitiger Selbstwiederherstellung

5 cm über dem

Man kann als Ziel zum Beispiel die **Müdigkeit abzubauen** nehmen. Man kann eigentlich jedes beliebige Ziel formulieren und auf diese Weise sich selbst zuzuschreiben.

Gleichzeitig bekommt der Mensch die Selbstregenerierung dessen, was eine positive Entscheidung im Bereich des Steuerungsziels erreicht, und hebt die Sphäre des Leuchtens über den Kopf

„Jede von Ihnen erschaffene Materie ist unter anderem die Selbstregenerierung im gegebenen System" G. P. Grabovoi 14.05.2002

Danach muss man die Sphäre ungefähr fünf Zentimeter über dem Kopf aufheben und fixieren. Die physische Handlung des Aufhebens der Sphäre über dem Kopf ist die steuernde Handlung: die Beleuchtung muss man über dem Kopf halten.

„Wenn die Optik sich ausgleicht, müssen Sie beachten, dass es in erster Linie das Prinzip der Selbstregenerierung ist, das heißt das Licht der Außensteuerung, das Sie sich zuschreiben, und es beleuchtet gleichzeitig Sie. Es ist ebenso das System der Selbstregenerierung bei der Wirkung des Satzes auf das Steuerungsziel."

In der gegebenen Methode findet die Selbstregenerierung, die Selbstwiederherstellung statt aus dem Grund, dass der Mensch eine positive Entscheidung im Steuerungsziel trifft und die Sphäre des Leuchtens über dem Kopf bewegt, *„weil jede von Ihnen erschaffene Materie unter anderem die Selbstregenerierung im gegebenen System ist."*

21. Der Aufbau eines Rhombus aus dem Satz

Die nächste Methode liegt darin, dass das Ziel in den steuernden Satz reingeschrieben wird und dem ganzen Satz wird der Sinn der Lehre in Bezug auf die Verhinderung einer eventuellen globalen Katastrophe verliehen - es ist die erste Linie um den Satz herum. Die zweite Linie um den Satz herum hat noch einen größeren Umfang - es ist die unendliche

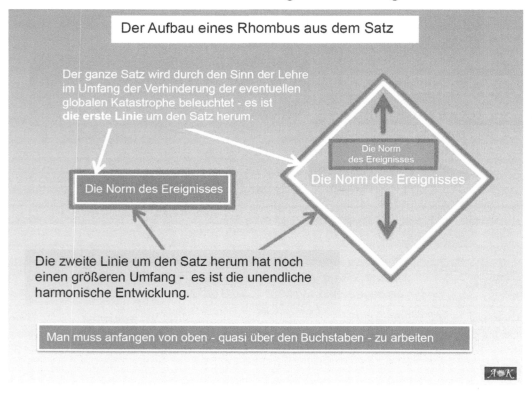

harmonische Entwicklung. *"In den ganzen Satz wurde dieser steuernde Sinn quasi als Information eingefügt."* Die erste Linie ist zum Beispiel weiß-silbern, die zweite - die unendliche harmonische Entwicklung - grau. *"Man muss anfangen von oben quasi über den Buchstaben und nicht unter den Buchstaben zu arbeiten, weil es sich ergibt, dass der mittlere Satz die erste Linie des Teilungsraums ist."*

Danach schieben wir den Raum um den Satz auseinander und bekommen einen Rhombus. Man kann tief in der Steuerung eine steuernde Information bekommen: die Buchstaben fangen an, sich so zu organisieren, dass sich daraus ein besonderes Empfehlungssystem bildet - was man tun soll.

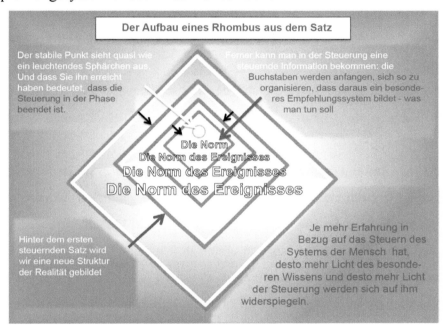

Der Aufbau eines Rhombus aus dem Satz

Der stabile Punkt sieht quasi wie ein leuchtendes Sphärchen aus. Und dass Sie ihn erreicht haben bedeutet, dass die Steuerung in der Phase beendet ist.

Ferner kann man in der Steuerung eine steuernde Information bekommen: die Buchstaben werden anfangen, sich so zu organisieren, dass daraus ein besonderes Empfehlungssystem bildet - was man tun soll

Die Norm
Die Norm des Ereignisses
Die Norm des Ereignisses
Die Norm des Ereignisses

Hinter dem ersten steuernden Satz wird wir eine neue Struktur der Realität gebildet

Je mehr Erfahrung in Bezug auf das Steuern des Systems der Mensch hat, desto mehr Licht des besonderen Wissens und desto mehr Licht der Steuerung werden sich auf ihm widerspiegeln.

"Mit anderen Worten können Sie den nächsten Satz bauen. Das heißt, die nächste Steuerung wird hinter der ersten Ebene gebildet. Das heißt im nächsten Satz schieben Sie wieder den Horizont auseinander nach oben und nach unten und so weiter - und somit erreichen Sie den stabilen Punkt. Der stabile Punkt sieht quasi wie ein leuchtendes Sphärchen aus. Und dass Sie ihn erreicht haben bedeutet, dass die Steuerung beendet ist."

Hier müssen Sie darauf achten, dass die neue Struktur der Realität durch den ersten Satz gebildet wird. Je tiefer ins Innere der Steuerung der Mensch geht - weiter von sich selbst, je intensiver, desto stärker ist die Selbstregenerierung: das Licht aus der Steuerung fließt auf den Steuernden und optische Linien können an die Stelle gerichtet werden, die regeneriert werden soll.

"Wenn Sie die Steuerung doch verlängern müssen, dann müssen Sie einen neuen Satz bilden und quasi ins Innere des Steuerungssystems hineingehen." Je mehr Erfahrung in Bezug auf das Steuern des Systems der Mensch hat, desto mehr Licht des besonderen Wissens und desto mehr Licht der Steuerung werden sich auf ihm widerspiegeln.

22. Die Bildung eines Satzes auf der Ebene des Rings. Die geistige Steuerung durch einen Satz

Die Methode liegt darin, dass hier ebenso der vertikale Aufbau des Satzes in Form eines Ringes angewendet wird: *"es ist wünschenswert, dass die Buchstaben mehr oder weniger ausgeglichen sind - in Bezug auf die vertikale Fläche."* In diesem System muss man sich kein Blatt vorstellen, der Satz wird im Raum des eigenen Denkens in Form eines Rings ohne jegliche Basis aufgebaut.

❖ Der steuernde Sinn in Form des Bereichs der Lehre, der der Verhinderung einer eventuellen globalen Katastrophe entspricht, wird in der ersten Buchstaben von links eingefügt.

❖ Der Ring wird im Uhrzeigersinn maximal eingerollt. Wenn das Steuerungsziel sehr kurz ist, dann müssen die Strecken zwischen den Buchstaben größer gemacht werden, sodass man einen Kreis bekommt, in dem die Buchstaben an einander nicht kleben.

❖ Im Moment des Einrollens muss man den ersten und letzten Buchstaben schließen, sodass sie sich mindestens an einem Punkt berühren.

❖ Man muss versuchen, den Reifen maximal hoch zu halten und ihn einzurollen, und ihm dabei eine hohe Umlaufgeschwindigkeit zu verleihen.

❖ Beim Einrollen des Satzes können wir sehen, dass der ganze Ring vom ersten Buchstaben angefangen mit dem weiß-silbernen Licht der Lehre beleuchtet wird.

❖ Die Geschwindigkeit des Rings muss so hoch sein, dass er in die äußere Umgebung in Bezug auf den Körper ausrollt, zum Beispiel der Ring ist auf fünfzig Zentimeter Entfernung in Bezug aus seine Position ausgerollt und muss durch den optischen Willenseinsatz angehalten werden.

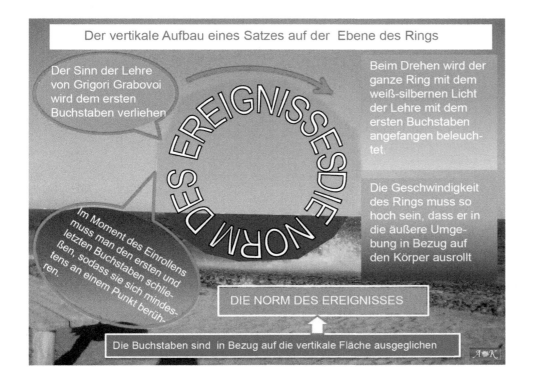

Der vertikale Aufbau eines Satzes auf der Ebene des Rings

Der Sinn der Lehre von Grigori Grabovoi wird dem ersten Buchstaben verliehen

Beim Drehen wird der ganze Ring mit dem weiß-silbernen Licht der Lehre mit dem ersten Buchstaben angefangen beleuchtet.

Die Geschwindigkeit des Rings muss so hoch sein, dass er in die äußere Umgebung in Bezug auf den Körper ausrollt

Im Moment des Einrollens muss man den ersten und letzten Buchstaben schließen, sodass sie sich mindestens an einem Punkt berühren.

EREIGNISSES DIE NORM DES

DIE NORM DES EREIGNISSES

Die Buchstaben sind in Bezug auf die vertikale Fläche ausgeglichen

❖ Im Moment des Haltens bekommen wir die Ebene der geistigen Wahrnehmung. *"Mit anderen Worten müssen Sie einen geistigen Zustand bekommen, der dem Ziel des Durchführens der Steuerung entspricht, verstehen Sie?... Hier läuft der Reifen quasi in die Zukunft, in der Sie die Steuerung durchführen und den geistigen Impuls dieses Zustandes bekommen. Es ergibt sich in dem Fall, dass das Durchführen der Steuerung in den Sinn dieser Steuerung eingefügt ist."*

❖ In dem Fall muss der Mensch das Innere sehen können und den Sinn in das Durchführen einfügen.

❖ Wenn der Ring gerollt und stehen geblieben ist, bedeutet es, dass die Steuerung in der Zukunft durchgeführt wurde, und der Steuernde einen geistigen Zustand bekommen hat: *"den Zustand, der der geistigen Wahrnehmung in diesem Fall mit diesem Element der Erfüllung dieses Steuerungsziels entspricht. Dann fixieren wir einfach den geistigen Zustand. Und dieses geistige Leuchten ist in dem Fall die Steuerung."*

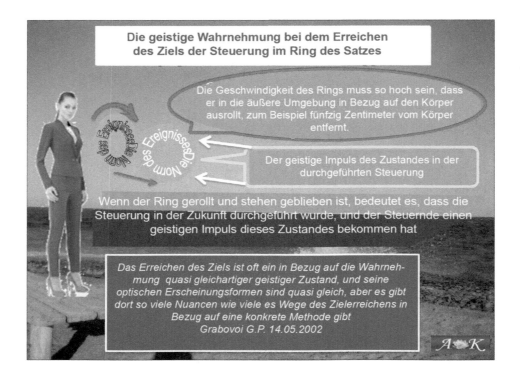

❖ Der logische Satz, mit dessen Hilfe wir den geistigen Zustand erreicht haben, ist ebenso der steuernde Satz, dabei kann er bereits im ersten Element steuern, sogar wenn wir erst das Wort bezeichnet haben.

❖ *"Das Erreichen des Ziels ist oft ein in Bezug auf die Wahrnehmung quasi gleichartiger geistiger Zustand, und seine optischen Erscheinungsformen sind quasi gleich, aber es gibt dort so viele Nuance wie viele es Wege des Zielerreichens in Bezug auf eine konkrete Methode gibt."*

❖ Weiter wird es genug sein, sich daran zu erinnern, und Sie werden in Bezug auf jedes beliebige Ziel bereits steuern können.

23. Der Aufbau eines Satzes in Form eines vertikalen Rings, der gegen den Uhrzeigersinn gedreht wird

Die Steuerungsmethode liegt darin, dass der Mensch das Gleiche wie bei dem Aufbau eines Satzes in Form eines Rings macht mit dem Unterschied, dass er den Satz gegen den Uhrzeigersinn dreht. Der leuchtende Reifen dreht sich nach links und bewegt sich dabei nach links und rechts parallel zum Körper, aber nicht vom Steuernden weg. Der Reifen kann um den Körper herum bewegt werden: in diesem Moment wird ein Pol des Wegbleibens des Zugangs für negative Prozesse erschaffen.

"Diese Steuerung für die Stabilisierung kann dann notwendig sein, wenn Sie gleichzeitig viel zu viel machen, oder viel Arbeit gleichzeitig ausführen, dann kann so eine

Steuerung sehr effektiv sein in Bezug auf die Stabilisierung Ihres Steuerungssystems, damit Sie sich nicht übernehmen und so weiter."

Man kann den Reifen um sich herum rollen, wie auf den Schienen, aber die Schienen muss man sich nicht vorstellen. Wenn man sich nur eine Linie im Hintergrund dieses Reifens vorstellt, wird die Steuerung sehr schwach sein, weil es dort eine andere Umwelt geben wird, die Umwelt der geistigen Ebene. Der Reifen befindet sich bereits in einem anderen Raum.

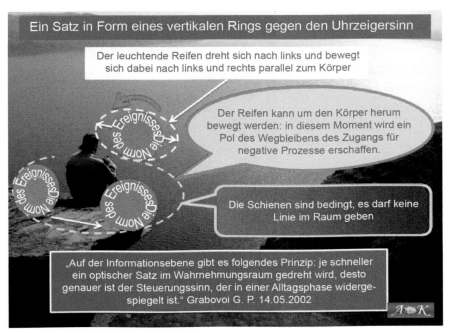

"Aber wenn wir handeln, erschaffen wir einen anderen Raum. Ein Übergang von einer logischen Phase der Steuerung zu einer geistigen ist eine geistige Handlung." Wenn der Steuernde den Reifen nach links dreht, wird ein einzigartiger Weg bereits durch die geistige Konstruktion erschaffen. Dann ergibt sich, dass die geistige Sphäre sich einfach durch die logische Steuerung verstärkt.

Die Bewegung eines Satzes ist eine einfache logische Ebene, die es erlaubt, einen beliebigen Sinn in eine Handlung - es muss nicht unbedingt die Selbstregenerierung oder Selbststabilität sein - einzufügen.

"Auf der Informationsebene gibt es folgendes Prinzip: je schneller ein optischer Satz im Wahrnehmungsraum gedreht wird, desto genauer ist der Steuerungssinn, der in einer Alltagsphase widergespiegelt ist."

In dieser Methode überträgt das Drehen des Satzes die Elemente in das geistige System der Steuerung nur dank dessen, dass eine logische physische Phase auf der Ebene der Optik wahrgenommen wird.

24. Das Erschaffen eines hellen Fensters durch die Satzbewegung

Die Methode liegt darin, dass man im Raum seines Bewusstseins den steuernden Satz aufschreibt. Die Makrosteuerung in Form des Bereiches der Lehre von Grigori Grabovoi - die Verhinderung einer eventuellen globalen Katastrophe - wird in drei Punkte des Satzes eingefügt - in die Mitte, den Anfang und ins Ende.

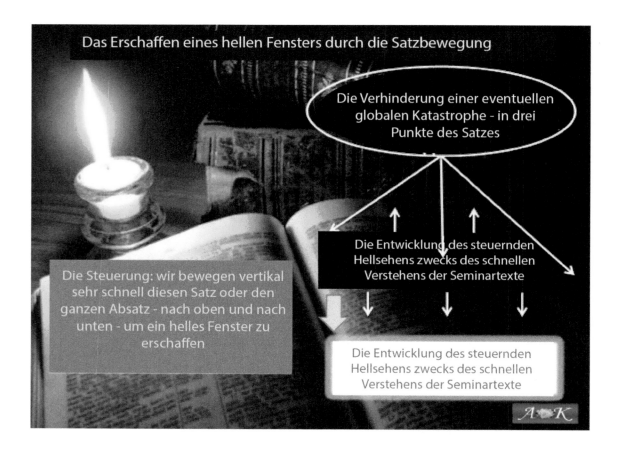

Man kann ebenso den ganzen Absatz für die Steuerung nehmen, dann finden wir den mittleren Punkt wahlweise. Wir beleuchten diese drei Punkte und sehen, wie sich das Licht, das von ihnen fließt, auf den ganzen Satz verbreitet.

Die Steuerung: wir bewegen vertikal sehr schnell diesen Satz oder den ganzen Absatz - nach oben und nach unten - um ein helles Fenster zu erschaffen. Sobald wir ein helles Fenster bekommen haben, heißt das, dass das Ziel erreicht ist. In dieser Methode muss man nichts Zusätzliches tun.

25. Die Verbindung der Methoden der Steuerung durch Wörter

Die achte Methode ist praktisch die Methode der Arbeit mit Wörtern - *"es ist quasi die Verbindung aller Methoden, ihre quasi konstruktive besondere gegenseitige Positionierung."* Man kann es machen oder nicht machen: zum Beispiel die erste und zweite, die erste und vierte Methoden verbinden. Man kann eine andere Methode verwenden. Ein Wort oder ein Satz ist die tatsächliche Form des Ziels.

FÜNF METHODEN DER STEUERUNG
DURCH FARBE

Das Prinzip der Steuerung, das mit so einem Aspekt als Farbe der Wahrnehmung verbunden ist, liegt darin die Menge der steuernden Farben zu minimieren: es ist wünschenswert, quasi durch die minimale Menge der Farben quasi im ersten Impuls zu steuern.

Die Steuerung wird folgendermaßen unterteilt: der ursprüngliche Impuls, das heißt, die Steuerung wird so durchgeführt, dass diese schnell, sofort zugänglich und sooft wirkungsvoll wird. Die nächste Stufe ist eine Farbe als die Eigenschaft des Bewusstseins oder als die Eigenschaft der Wahrnehmung, die durch einen unendlichen Status zur Geltung kommt: es gibt einfach eine Farbe und mehr nicht. Es muss berücksichtigt werden, dass sogar in einem geschlossenen System die Steuerung des Begriffs der Farbe das Vorhandensein der Übermittlung dieser Farbe zum Beispiel in den Nachbarschaftsbereich voraussetzt. Beispiel: eine blaue Glühbirne beleuchtet den Außenbereich mit blauem Licht.

Die Bestandteile der Farben können sich auf bestimmten Ebenen kreuzen, was ebenso als ein Element der Steuerung betrachtet werden kann, mit anderen Worten dieser Effekt beeinflusst die Steuerung. Wenn man weiße und blaue Farben ausgliedert, kann es sein, dass sich blaue und silberne Farbtöne dazwischen bilden können. *"In der Arbeit mit Farben entstehen sagen wir bestimmte Eigenschaften, die sagen wir ausgerechnet die Grenzenlösigkeit der Übermittlung der Farbe als sagen wir des Lichts bezeichnen."*

Man kann mit Farben im Raum der Wahrnehmung arbeiten, in dem es keine feste Fixierung gibt, zum Beispiel so einer, die man folgendermaßen bezeichnen kann: *"fast wie ein physischer Raum."* Es ist besser, von Anfang an im System der harten Fixierung zu arbeiten - es ist fast wie im physischen System.

Das Außenlicht beeinflusst die Steuerung

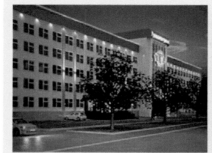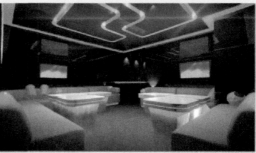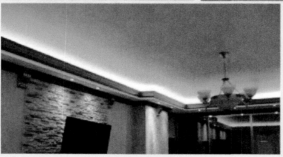

Es muss berücksichtigt werden, dass sogar in einem geschlossenen System die Steuerung des Begriffs der Farbe das Vorhandensein der Über-mittlung dieser Farbe zum Beispiel in den Nachbar-schaftsbereich voraussetzt.

Das Außenlicht beeinflusst die Steuerung: ähnlich wie wir einen Farbton im physischen Raum ausgliedern, gliedern wir ebenso eine Farbe in der Steuerung durch den Farbton auf der Ebene der Fixierung aus. Wenn wir mit Farben arbeiten, arbeiten wir mit dem ursprünglichen Zeichen des Erschaffens des physischen Raums.

Das Schema der Steuerung durch die Farbe sieht folgendermaßen aus: in der Farbe wird der Bereich der Rettung vor einer eventuellen globalen Katastrophe als ein Unterbereich - als der Bereich der Lehre von Grigori Grabovoi - ausgegliedert, und andere Handlungen werden bei diesem System der Stabilität und Technologie geleistet.

26. Die Methode der Steuerung durch drei eingebogene **vertikale Segmente, deren Form der Form eines Bogens ähnelt.**

Die Segmente sind durchgebogen in Richtung von Ihnen, so wie Sie einen Bogen halten: Sie halten den Bogen zum Beispiel in Ihrer linken Hand und mit der rechten Hand spannen Sie die Sehne. Die erste vertikale Linie befindet sich gegenüber dem Herz, das heißt, dass die linke Linie durch den Bereich der Lehre von Grigori Grabovoi gebildet wird, dieser Bereich entspricht der Verhinderung einer eventuellen globalen Katastrophe: die weiß-silberne Linie. Die mittlere Linie ist mit den anderen identisch, sie ist mit denen gleich, aber sie wird einfach als eine farbige Linie fixiert. Die dritte Linie ist der farbigen Linie ähnlich. Diese zwei Linien werden mit keiner Information aufgefüllt. Die Steuerung liegt darin, dass zwischen der ersten und zweiten Linie ein gefragtes Ereignis ausgesondert werden kann.

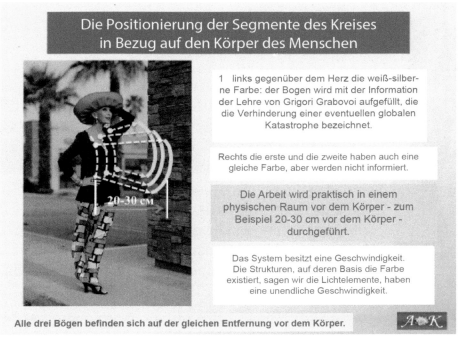

Der Algorithmus der Steuerung:

❖ Zunächst informieren wir - sagen wir halten - die weiß-silberne Farbe.

❖ Danach gliedern wir die anderen zwei Linien aus.

❖ Die Arbeit wird praktisch im physischen Raum vor dem Körper durchgeführt - zum Beispiel 20 - 30 cm vor dem Körper.

❖ Es wird dabei berücksichtigt, dass die Geschwindigkeit des Zugangs zu diesem Raum im Prinzip unendlich ist, weil es um die Arbeit mit Licht geht.

❖ Dieses System hat eine Geschwindigkeit: und die Strukturen, auf denen sich die Farbe hält, sagen wir die Lichtelemente, eine unendliche Geschwindigkeit haben.

* Wir gliedern zwei Linien aus, obwohl es sich nah zum Menschen befindet, aber der Zugang kann langwierig sein. *"Es ist damit verbunden, dass je höher der Zugang ist, desto mehr wird der Raum zusammengepresst, er verdichtet sich. Je höher die Geschwindigkeit des Zugangs ist, desto dichter ist der Raum, deswegen arbeiten Sie praktisch wie in einem physischen Raum. Mit anderen Worten ist in diesem Fall der Raum des Denkens sehr nah zum physischen Raum. In diesem Fall denken Sie praktisch im physischen Raum."*

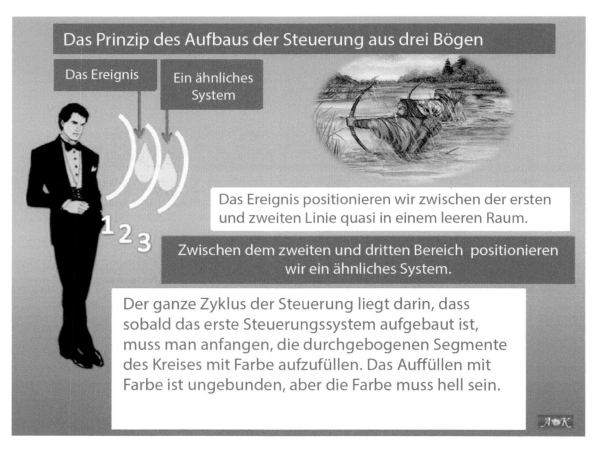

❖ Die Steuerung wird oft sehr schnell, stark und quasi in der realen Zeit durchgeführt.

❖ Das Ereignis positionieren wir zwischen der ersten und zweiten Linie quasi in einem leeren Raum.

❖ Das Ziel der Steuerung nicht mithilfe der Wörter formulieren sondern geistig bilden: das heißt auf der geistigen Ebene wissen wir, was wir wollen: es gibt einen Wunsch, zum Beispiel jemanden zu heilen, oder dass etwas passiert.

❖ Hier muss man das harte Ereignis nicht unbedingt fixieren, dafür aber muss man entweder eine optische Form fixieren oder das Ziel genauer formulieren.

❖ Zwischen dem zweiten durchgebogenen Bereich und dem dritten positionieren wir ein ähnliches System.

Der ganze Zyklus der Steuerung liegt darin, dass sobald das erste Steuerungssystem aufgebaut ist, muss man anfangen, die durchgebogenen Segmente des Kreises mit Farbe aufzufüllen. Das Auffüllen mit Farbe ist ungebunden, aber die Farbe muss hell sein. Die Bögen können sofort einen schnellen Zugang in jedes beibiegen System bekommen - in ein quasi sehr entferntes oder sehr kompliziertes verzwicktes System.

26.a. Die Anwendung der Methode der Steuerung durch drei Bögen für die Wiederherstellung der Funktion der Wirbelsäule, wenn es in der Wirbelsäule Probleme gibt

Um die Wirbelsäule zu diagnostizieren: der linke Bereich wird mit zum Beispiel silberner Farbe aufgefüllt, diese entspricht dem Bereich der Lehre in Bezug auf die Verhinderung einer eventuellen globalen Katastrophe. Die Aufgabe der Heilung der Osteohondrose wird gebildet und deren Information wird quasi in den Raum eingefügt: und es wird nichts aufgefüllt. Im Bereich der Steuerung fixieren wir ursprünglich nichts außer dem Wunsch in der Seele oder im Geist, das heißt in der Logik. Wir nehmen einfach an, dass die Information sich zwischen den ersten zwei Bögen befindet.

Danach fügen wir die nächste Farbe ein - eine beliebige Farbe, wir können zum Beispiel eine blaue Farbe einfügen - wie im Seminar. Die dritte Farbe ist ein steuernder Faktor der dynamischen Steuerung. Was bedeutet das? Die Information zwischen dem ersten und zweiten Bogen - und wir nehmen an, dass es sie dort gibt, obwohl sie in uns drin ist - fügen wir quasi praktisch zwischen dem zweiten und dritten Bogen ein.

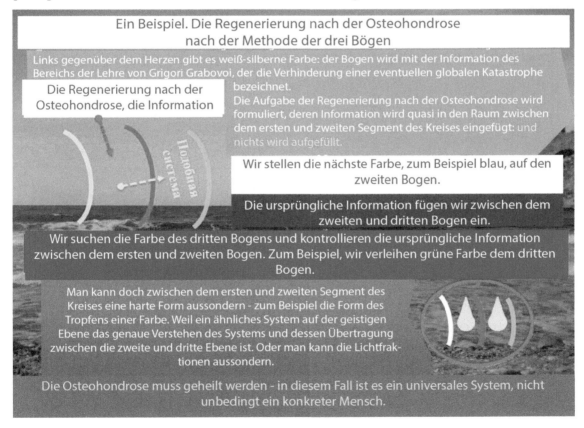

Sobald wir die Information eingefügt und sie durch das Bewusstsein fixiert haben, fangen wir an, die Farbe des dritten Bogens zu suchen, wenn dieser Prozess durchgeführt werden muss. Der Prozess der Steuerung kann oft damit abgeschlossen werden, dass wir die Information zwischen dem zweiten und dritten Bogen eingefügt und somit die Steuerung beendet haben. Aber wenn wir sehen, dass die Steuerung entwickelt werden muss, fangen wir an, die Farbe des dritten Bogens zu suchen.

Das heißt wir können die ersten zwei Bögen fixieren. Die Struktur der Steuerung durch Farbe hat eine hohe Dynamik - deswegen muss man ab und zu statische wahrnehmbare Systeme - zum Beispiel ein Bogen, ein Kreis oder ein Segment eines Kreises - unter einander wechseln: sie bedeuten das Gleiche. Wenn wir anfangen, die Bezeichnungen zu variieren, bekommen wir die Kontrolle über die Steuerung und können die Kontrolle ausgerechnet im ersten Bereich - im ursprünglichen Bereich - nachverfolgen.

Man kann doch zwischen dem ersten und zweiten Segment des Kreises eine harte Form aussondern - zum Beispiel die Form des Tropfens einer Farbe. Weil ein ähnliches System auf der geistigen Ebene das genaue Verstehen des Systems und dessen Übertragung zwischen die zweite und dritte Ebene ist. Oder man kann die Lichtfraktionen aussondern. Die Osteohondrose muss geheilt werden - in diesem Fall ist es ein universales System, nicht unbedingt ein konkreter Mensch.

„Das Prinzip der Diagnostik liegt darin, dass diese Bögen anfangen, sich durchzubiegen und in eine flächigere räumlichere Phase zu übergehen."

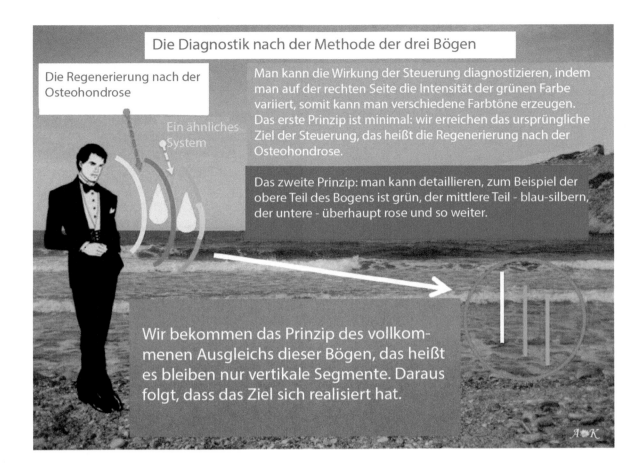

Die Diagnostik nach der Methode der drei Bögen

Die Regenerierung nach der Osteohondrose

Ein ähnliches System

Man kann die Wirkung der Steuerung diagnostizieren, indem man auf der rechten Seite die Intensität der grünen Farbe variiert, somit kann man verschiedene Farbtöne erzeugen. Das erste Prinzip ist minimal: wir erreichen das ursprüngliche Ziel der Steuerung, das heißt die Regenerierung nach der Osteohondrose.

Das zweite Prinzip: man kann detaillieren, zum Beispiel der obere Teil des Bogens ist grün, der mittlere Teil - blau-silbern, der untere - überhaupt rose und so weiter.

Wir bekommen das Prinzip des vollkommenen Ausgleichs dieser Bögen, das heißt es bleiben nur vertikale Segmente. Daraus folgt, dass das Ziel sich realisiert hat.

Man kann die Wirkung der Steuerung diagnostizieren, indem man auf der rechten Seite die Intensität der grünen Farbe variiert, man kann verschiedene Farbtöne dazugeben. Das erste Prinzip ist minimal: wir erreichen das ursprüngliche Ziel der Steuerung, das heißt die Regenerierung nach der Osteohondrose. Das zweite Prinzip: man kann detaillieren, zum Beispiel der obere Teil des Bogens ist grün, der mittlere Teil - blau-silbern, der untere - überhaupt rose und so weiter. Wir bekommen das Prinzip des vollkommenen Ausgleichs dieser Bögen, das heißt es bleiben nur vertikale Segmente. Daraus folgt, dass das Ziel sich realisiert hat.

Die nächste Variante der Steuerung. Wir formulieren das Ziel und fügen es auf eine andere Weise ein: nicht als eine geistige Fraktion des Verstehens des Ziels, sondern als eine Farbe.

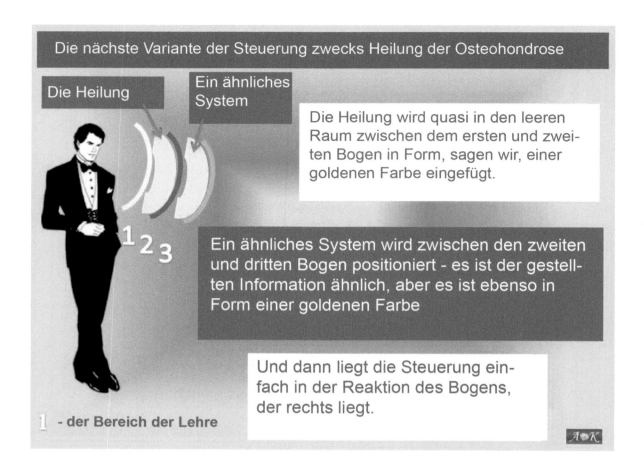

Mit anderen Worten kann man den Zwischenraum ebenso mit einer Farbe auffüllen und denken, dass das Ziel der Steuerung ebenso eine Farbe ist: das heißt die Steuerung nur durch eine Farbe. Die Aufgabe: der Zwischenraum zwischen dem ersten und zweiten Bogen wird durch zum Beispiel goldene Farbe markiert - es ist die Heilung der Osteohondrose. Das heißt, dass es zwischen dem ersten und zweiten Bogen ebenso eine goldene Farbe geben muss. Mit anderen Worten erschaffen wir einfach zwei goldene Ebenen. Und dann liegt die Steuerung einfach in der Reaktion des Bogens, der rechts liegt.

Bei der Steuerung ist es wichtig, den Algorythmus zu wahren:

❖ Eine Reihe besonderer Bögen wird ausgesondert - drei sehen Sie vor Ihnen: der linke wird als der Bereich der Lehre informiert, der der Verhinderung einer eventuellen globalen Katastrophe entspricht.

❖ Dann können Sie sofort das Ziel der Steuerung stellen.

❖ Es kann so sein, dass sobald Sie das ursprüngliche Segment des Ziels ausgegliedert haben, findet die Steuerung sofort statt. In dem Fall müssen Sie keine Farbe dazugeben, einfach deswegen, dass die Steuerung bereits realisiert ist.

❖ Diese Methode kann für sehr räumliche Ereignisse nicht angewendet werden, weil die eingefügte Information sofort die Bögen beeinflusst: zum Beispiel es ist besser, sich die Wirbelsäule zwischen den Bögen nicht vorzustellen, weil in dem Fall die Bögen sofort beeinflusst werden und die Steuerung sich verlängert.

❖ Sobald wir die Konstruktion des Denkens eingefügt haben, die Konstruktion fängt an zu leuchten und die Struktur der zum Beispiel dieser Bögen zu ändern.

„Und das gegebene Prinzip der Steuerung liegt in Bezug den Aufbau des Weltsystems darin, dass es ein ähnliches Element in einem beliebigen System gibt und dieses Element so was wie ein neutrales System ist, das in einer bestimmten Kombination der Ereignisse eine steuernde Ebene ist. Das heißt, dass ein ähnliches System hier als ein Steuerungsmittel bezeichnet wird. Deswegen kann man es in diesem Fall als ein Steuerungsgesetz betrachten."

27. Die Methode der Steuerung durch Farbe - der Schild

Schilder sind ein räumlicheres System: sie kann eine Menge Ereignisse aushalten und biegt sich dabei nicht durch, das heißt wenn man eine vielseitige Information steuern muss, muss man die Methode der Schilder anwenden. Es gibt besondere auch ein bisschen nach innen gewölbte Schilder - als Segmente der Sphäre. Der erste Schild befindet sich näher zum Menschen, der zweite ist größer, der dritte Schild ist der größte, er wird durch den Bereich der Lehre von Grigori Grabovoi gebildet, der der Verhinderung einer eventuellen globalen Katastrophe entspricht. Es ist ein steuerndes Segment, ein steuernder Schild.

„Wenn wir Halbsphären wählen, vergrößern wir quasi den Informationsumfang, dann können wir das Steuerungssystem mehr beleuchten."

Das Ziel der Steuerung liegt quasi zwischen dem großen Schild und dem inneren Segment der Sphäre. *„In dem Fall kann man das Steuerungsziel im Prinzip konkreter, harter und mehr kurzgefasst betrachten, wie zum Beispiel ein Lichtsegment, das das Zentrum mit einem Teil des ersten oder zweiten Schilds verbindet, wie ein Röhrchen, ja?...und im Inneren geschehen verschiedene Ereignisse."*

Hier muss man noch die Intensität des Aussonderns des Ereignisses im Licht- und Farbaspekt variieren. Die Sphären haben einen größeren Umfang als die Bögen, deswegen kann man mehr Information beleuchten. Hier, wie bei der Arbeit mit zwei Taschenlampen, muss man aufpassen, dass die Ereigniskonstruktion die Farbe dieses Schilds in Ihrer

Wahrnehmung nicht sehr stark beleuchtet: zum Beispiel nicht blendet. Man kann in den Raum zwischen den Schildern einen gesunden Menschen oder ein ganzes Atomwerk stellen. Das System ist sehr stabil, es biegt sich nicht durch, man kann damit lange Zeit arbeiten.

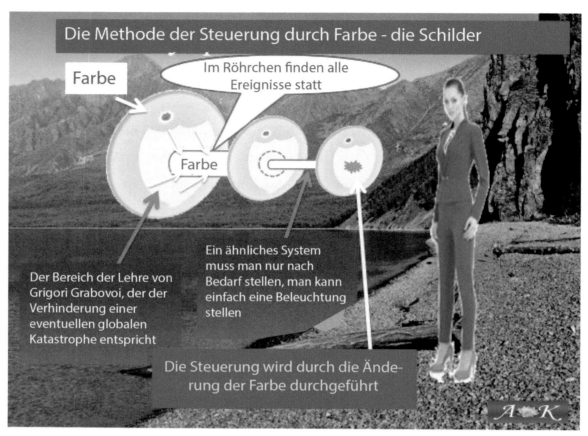

Zwischen dem ersten und zweiten Schild, näher zum Menschen, wird das gleiche Ereignis gestellt. Die Steuerung geschieht durch die Änderung der Farbe des Schilds, der am nächsten liegt, quasi dieses Segments der Sphäre. Die Steuerung kann absolut lokal sein: das heißt ein Punkt in einem Segment des Halbsphäre-Schilds wird beleuchtet, dabei behält alles andere ungefähr die gleiche Farbe wie der Rest der Schilder bei. Die Farbe kann sogar einfach weiß-silbern bleiben, und die Steuerung kann sogar dadurch stattfinden, dass Sie folgendermaßen handeln: Sie nutzen die Steuerungsgesetze durch das Farbsystem.

Die Aufgabe ist es, zum Beispiel eine Explosion eines Atomkraftwerks zu verhindern: ausgerechnet eines, das wirklich existiert und der Grund einer globalen Katastrophe sein kann. Wenn Sie dieses Atomkraftwerk zwischen dem größeren in Bezug auf den Durchmesser Segment der Sphäre und dem inneren stellen, führen Sie bereits eine Steuerung durch. Die Schilder können Sie als eine ziemlich bequeme Vorlage, die Sie immer bei sich haben, betrachten, es ist immerhin eine Farbe, es ist das Licht Ihrer Wahrnehmung, und die Formen entsprechen dieser Farbe oder diesen Farben.

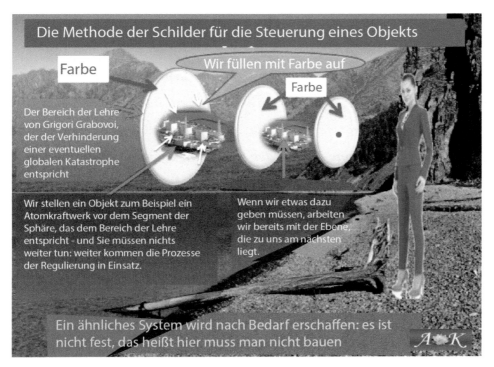

Die Methode der Schilder für die Steuerung eines Objekts

Farbe

Wir füllen mit Farbe auf

Farbe

Der Bereich der Lehre von Grigori Grabovoi, der der Verhinderung einer eventuellen globalen Katastrophe entspricht

Wir stellen ein Objekt zum Beispiel ein Atomkraftwerk vor dem Segment der Sphäre, das dem Bereich der Lehre entspricht - und Sie müssen nichts weiter tun: weiter kommen die Prozesse der Regulierung in Einsatz.

Wenn wir etwas dazu geben müssen, arbeiten wir bereits mit der Ebene, die zu uns am nächsten liegt.

Ein ähnliches System wird nach Bedarf erschaffen: es ist nicht fest, das heißt hier muss man nicht bauen

Die Konstruktion ist einfach: eine Information über das Problem im Atomkraftwerk ist erschienen - man hat sie einfach in die Wahrnehmung eingeworfen. Und es ist alles - man muss im Prinzip nichts weiter tun. *„Ferner kommen die Prozente der Regulierung zum Einsatz, die diese Explosion verhindern."* Wenn wir der Meinung sind, dass etwas noch dazu gegeben werden soll, fangen wir an, mit der Ebene des Segments der Sphäre zu arbeiten, das zu uns am nächsten liegt.

Ferner füllen wir das Objekt mit Farbe auf. In diesem Fall stellt jedes Element die Steuerung dar. Danach wird ein ähnliches System erschaffen: hier ist es nicht hart - ein ähnliches System wird nach Bedarf erschaffen. Im Prinzip ist es doch besser, einen Gedanken - das Leuchten - einzufügen, weil das Leuchten von so einem System in Wirklichkeit einfach durch die Verstärkung des Lichts stattfindet, und es sowieso in Form der Steuerung existiert - es ist der Zustand eines ähnlichen Systems. Bei der Arbeit mit Farbe in der Seele und im Geist hat die Farbe eine unendliche Ebene des Leuchtens, demzufolge berühren Sie auf jeden Fall - quasi projizieren - das System.

Warum wird das obligatorische Erschaffen ähnlicher Systeme durchgeführt? Weil es sowohl die Ebene der Stabilität als auch die Ebene der Kontrolle ist. Wir bauen durch die Willenskraft die nächste Station auf - es ist klar, dass die Farbe sich kontrolliert entwickelt. Und weiter arbeiten die Seele und der Geist folgendermaßen: dort gibt es andere Gesetze optischer Verteilung der Information als in der Logik, in der physischen Welt. Es ergibt sich, dass Sie weiter nach den Gesetzen der Seele arbeiten, das heißt es ist der Übergang zwischen der Optik der Arbeit der Seele und der Optik der Arbeit der logischen Form des Bewusstseins.

Die Arbeit mit Licht ist eine sehr feine Arbeit, aber sie kann sofort im Steuerungssystem durchgeführt werden. *„Wenn wir große Massive erschaffen, haben diese Besonderheiten in Bezug auf die Steuerung konkreter Prozesse. Deswegen sollen Sie bei der Steuerung durch Farbe nach Möglichkeit eine Klasse der Steuerungssysteme finden, das heißt Sie bestimmen, was in diesem Moment am besten ist: entweder ein schneller Zugang oder doch die Intensität der Steuerung.“* Somit haben Sie ein Atomkraftwerk zwei Mal fixiert - ein paar Sekunden haben Sie es in der Wahrnehmung gehalten: in diesem Fall ist es besser, es in den Massiven, mit anderen Worten auf den Schildern, und nicht auf den Bögen zu halten.

Und hier kann man noch mit der Kontur des Atomkraftwerks arbeiten plus ein Außenschild - es ist so wie eine Fernbedingung der Steuerung: man kann Positionen beleuchten, mit anderen Worten man kann durch sein Bewusstsein manche Punkte beleuchten, man kann bei dem nächsten Schild bauen - nach Möglichkeit ohne vorherige zwei Schilder anzurühren - man kann die Steuerung durch Farbnebenbereiche durchführen.

Bei der Steuerung durch Farbe ist es immer besser mit der neutralen weiß-silbernen Farbe anzufangen: so wird das Ziel der Steuerung erreicht. Erst danach kann man mit Färbung anfangen - es ist die Minimierung der Optimierung. Man kann mittels Farbnebenbereiche arbeiten, es ist nicht notwendig in den Systemen selbst zu arbeiten, weil es genug ist, durch die Farbe die Steuerung in Bezug auf den Zugang und die Kraft, und übrigens in Bezug auf den Drucks zu variieren, man kann wie mit einer Wage arbeiten.

Die Steuerung durch Farbe erlaubt es, Farbtöne zu vermeiden, zum Beispiel wir haben einen violetten Bereich beleuchtet. *„Und der violette Bereich gibt einen Steuerungspunkt, projiziert sich und daraus ergibt sich ein blauer Punkt der Steuerung - er muss nicht unbedingt violett sein.“*

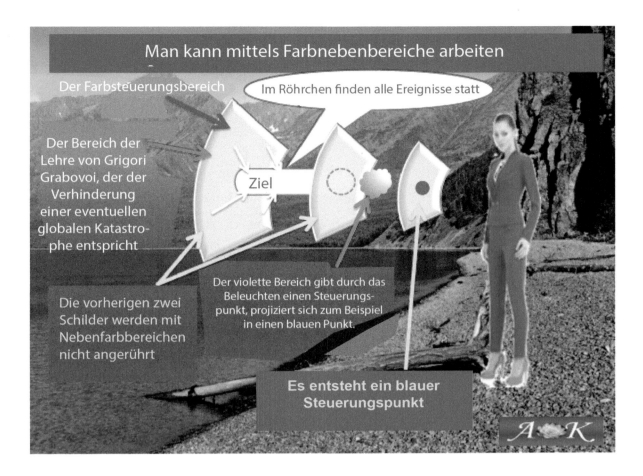

Ausgerechnet das Aussondern der Lichtfraktion kann man hier als eine sehr genaue Technologie der Steuerung anwenden, weil die Verbreitung einer Farbwelle ein sehr genaues System ist: eine Farbe hat einfach immer ein maximales Prinzip des Zugangs zum System.

Ein maximaler Zugang ist unter anderem die Kontrolle der Steuerung. *„Die Kennzeichen der Steuerbarkeit sind in den Eigenschaften der Farbe enthalten, die in diesem Fall quasi eine Schnittstelle zwischen den optischen Systemen des Geistes und der Logik, das heißt des Bewusstseins, ist."* Das Beleuchten der Struktur der Lehre auf dem dritten Schild - dort arbeiten die Schüler, die Nachfolger - führt bereits zu der Verhinderung einer eventuellen globalen Katastrophe, weil es dort einfach die Technologien gibt, die das System erkennen können.

28. Die Methode des Farbflecks

Auf den ersten Blick ist es eine einfache und zugängliche Methode. Wir bauen einen Steuerungsbereich vor uns in Form eines Farbflecks auf. Das Ziel in dieser Steuerungsmethode wird durch eine beliebige Farbe markiert - eine Farbe wird sofort bestimmt. Ungefähr eine Hälfte des Steuerungsbereichs wird von links ausgesondert: und er wird als ein Bereich der Lehre von Grigori Grabovoi in Bezug auf die Verhinderung einer eventuellen globalen Katastrophe definiert. In diesem Bereich wird ein Relief ausgesondert - eine Fläche, die einem System der Wölbungen in den Bereich der quasi konusartigen Entwicklung in Bezug auf Sie ähnlich ist. Wir finden auf dieser Wölbung einen kleineren Bereich des maximalen Leuchtens.

Die Steuerung liegt darin, dass in der Wahrnehmung - es ist ausgerechnet der Sinn, die Feinheit der Steuerung - der ausgesonderte Bereich der Lehre in Bezug auf die Verhinderung einer eventuellen globalen Katastrophe von links maximal beleuchtet werden muss. Dabei sondern wir im Bereich der Lehre doch den maximal leuchtenden Punkt aus: er liegt meistens quasi höher, näher zu uns.

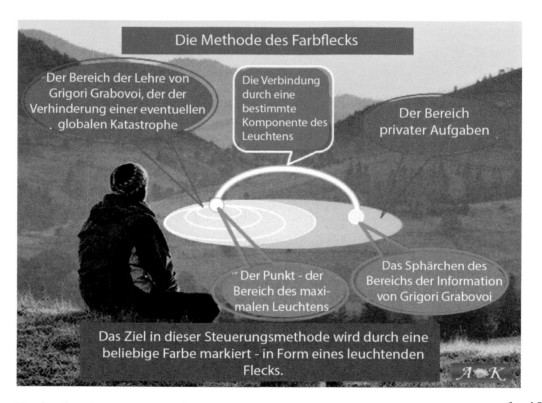

Rechts ist das, was man bereits als eine private Steuerung bezeichnet, das heißt dass rechts der Bereich privater Aufgaben, der privaten Ereignisebene ausgesondert wird. Auf der rechten Seite der Steuerung kann man den Bereich der Information von Grigori Grabovoi einfach aussondern - ihn in Form zum Beispiel einer Sphäre beleuchten. Das Ziel der Steuerung soll man so zur Geltung bringen, dass der Bereich der Information von Grigori Grabovoi durch quasi eine bestimmte Komponente des Leuchtens verbunden werden kann. Die nach der Aufgabe angewendete Technologie kann die Steuerung sofort beeinflussen.

Ferner werden ausgerechnet die maximal leuchtenden Komponenten im Bereich der Lehre ausgesondert: der Prozess der Aussonderung ist bereits die Steuerung. Und es ist oft genug, auf dieser Ebene einfach einen leuchtenden Fleck auszusondern.

Die Ziele der Steuerung können absolut verschieden sein - es können Makroereignisse oder politische örtliche Ereignisse sein, das heißt man kann hier wie mit einer Karte, mit einem Atlas der Ereignisse arbeiten. Wenn man es als ein System der Heilung betrachtet, dann muss der Mensch selbst in Form der Kontur eines einfachen physischen Körpers zum Vorschein gebracht werden: diese Kontur befindet sich hinter einer Lichtlinse.

Bei der Arbeit wird die weiß-silberne Farbe angewendet. Der silberne Farbton verleiht Dynamik der weißen Farbe, das heißt, dass statt zum Beispiel der Geschwindigkeit eines Autos bekommen wir kosmische Geschwindigkeit, wenn wir zu der weißen Farbe einen silbernen Farbton zufügen. Grigori Petrovich Grabovoi betrachtet in dieser Methode so einen Begriff wie die Steuerungsinformation - wie wächst sie überhaupt? *„Sie nehmen doch die ganze Welt und die Realität in Form von Farbsysteme wahr: der Systeme des Lichts, der Farben... Wir bekommen Information - in der optischen Variante wird sie ausgerechnet als Farbe oder Licht wahrgenommen. Demzufolge kann man hier mit sehr tiefen Systemen der Welt arbeiten, eigentlich mit einfachen Begriffen."*

„Das nächste Element liegt darin, dass ausgerechnet der Makrozugang, quasi ein ideologisches Ziel der Rettung aller, gibt immer eine hohe Konzentration in quasi zweckgebundenen Steuerungssystemen." Zum Beispiel wir sehen, dass die Verhinderung einer eventuellen globalen Katastrophe in Bezug auf die Entwicklung des Lichtspektrums bereits stattgefunden hat, dann kann man die Parameter der Rettung jedes einzelnen einfügen - damit man sogar eine kleine lokale Katastrophe nicht zulässt. Hier gilt Folgendes: kann man nach dem Ziel der Heilung steuern und sich dabei nur an den Plan der Verhinderung einer Makrokatastrophe halten, denselben Plan fügt man in die Heilung ein. Daraus ergibt sich, dass bei der Heilung wird sowieso die gleiche Arbeit durchgeführt: man muss keine globale Katastrophe zulassen und eine ewige harmonische Entwicklung zusichern.

Wenn der Zyklus beendet ist, kann man den Zeitraum quasi scannen. Durch die horizontale Farbebene kann man finden, was es überhaupt in einer Prognose geben kann, was man verhindern kann.

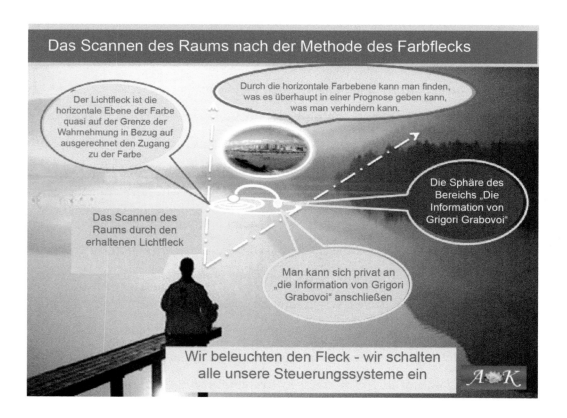

Es ist ein ziemlich gutes Werkzeug ausgerechnet in Bezug auf die Ebene der zusätzlichen Informationsbeschaffung aus dem von Ihnen bereits ausgesonderten Bereich. Wir scannen die Information und finden diese hinter der Linse, hinter dem Lichtfleck. Der erhaltene Bereich wird sofort als ein einfacher Lichtfleck wahrgenommen und man muss ihn nicht detaillieren und mit bekannten Systemen synchronisieren. Dieser Farbfleck ist wie eine Farbplatte, übrigens sie befindet sich quasi an der Grenze der Wahrnehmung in Bezug auf ausgerechnet den Zugang zu der Farbe ungefähr neben dem Körper.

Und sobald wir den Fleck beleuchtet haben, haben wir somit in Wirklichkeit alle unsere Steuerungssysteme eingeschaltet. Wir handeln folgendermaßen: wir sondern den Fleck aus, teilen ihn in zwei Teile, führen die Steuerung durch - und haben einige Details gefunden. Wenn man private Aufgaben beleuchtet, kann man sich direkt an „die Information von Grigori Grabovoi" anschließen. Es gibt Feinheiten im Beleuchten anderer privater Aufgaben, deswegen ist es wünschenswert, das Original durchzugucken oder den ganzen Autorentext zu lesen.

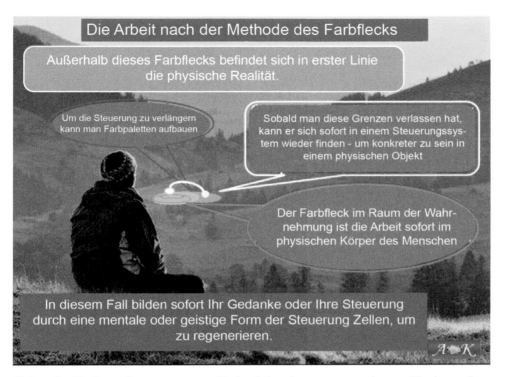

Grigori Grabovoi sagt zum Beispiel, dass man einen Kreis privater Aufgaben aussondern kann, der nachdem man quasi die erste Handlung geleistet hat, noch bleibt, man bezeichnet durch diesen Kreis den Raum um den Lichtfleck herum. Es ergibt sich, dass man private Aufgaben nicht im Raum hinter dem Lichtfleck sondern im Raum der Steuerung suchen muss, der durch diesen Farbfleck beleuchtet ist, dabei wird die Sphäre „der Information von Grigori Grabovoi" angeschlossen. In solchen Fällen hilft Erfahrung.

Wenn die Steuerung nach der ersten Iteration durch die weiß-silberne Farbe verlängert werden muss, fangen wir an, Farbpaletten aufzubauen: die linke Seite können wir mit einer Farbe färben, die rechte Seite - mit einer anderen. Die Farben wählen Sie selbst nach Ihrem Ermessen.

Ein sehr wichtiges Niveau der Realität in der Steuerung ist das, *was* sich überhaupt außerhalb dieses Farbflecks befindet. *„Außerhalb dieses Farbflecks befindet sich in erster Linie die physische Realität."* Es ist sogar kein Denkensraum, es ist sogar keine unterste Ebene, auf der es die Handlung des Geistes gibt. Sobald Sie diese Grenzen verlassen haben, können Sie sich sofort in einem Steuerungssystem wieder finden - um konkreter zu sein, in einem physischen Objekt.

Wenn Sie diesen Farbfleck zu dem physischen Körper des Menschen im Raum der Wahrnehmung quasi näher bringen, können Sie sofort im physischen Körper des Menschen arbeiten. *„Und wenn Sie danach den Prozess quasi kontrollieren, sehen Sie, dass in* *diesem Fall Ihr Gedanke oder Ihre Steuerung durch eine mentale oder geistige Form der Steuerung sofort Zellen bilden, um zum Beispiel zu regenerieren."*

Um die Technologien dieser Vorlesungen sowohl an alle zu vermitteln als auch ihre Inhalte richtig zu beschreiben - das ist am Wichtigsten - muss man universelle Systeme haben.

29. Die Steuerung durch Farbe - das Aussondern der Außenseite der Steuerung in Bezug auf das Steuerungsziel

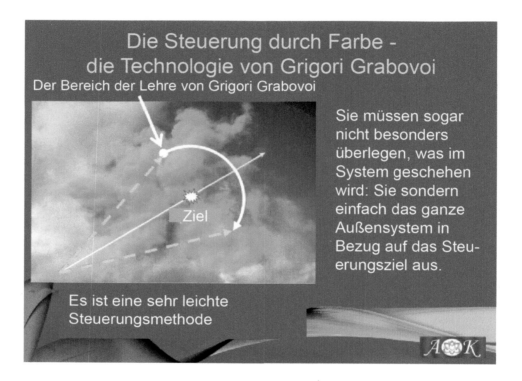

Es ist eine sehr leichte Steuerungsmethode. Sie müssen sogar nicht besonders überlegen, was im System geschehen wird: Sie sondern einfach das ganze Außensystem in Bezug auf das Steuerungsziel aus. Im Außensystem sondern wir eine Linie oder ein Farbelement aus, das dem Bereich der Lehre von Grigori Grabovoi in Bezug auf die Verhinderung einer eventuellen globalen Katastrophe entspricht - das Aussondern muss am besten zunächst in Form zum Beispiel einer weißen oder weiß-silbernen Farbe eingefügt werden.

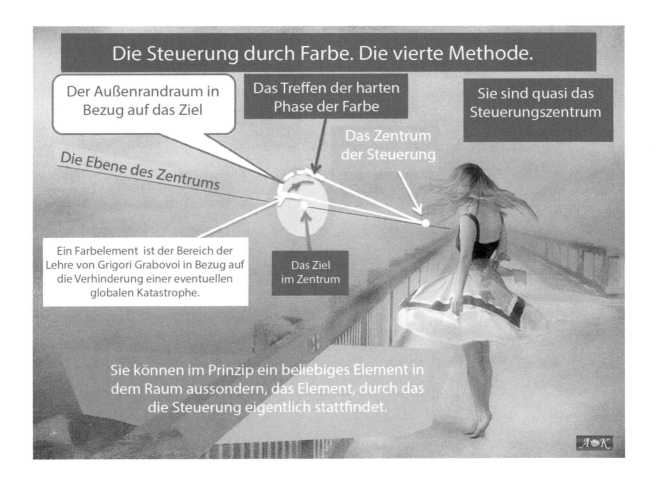

Es ist wünschenswert, sich im Uhrzeigersinn zu bewegen, das heißt den Uhrzeiger mit dem Bereich der Lehre quasi nach rechts von der Ebene gegenüber dem Herz führen. Der Steuerungsbereich ist ein besonderer Lichtfleck, aber bereits verschwommen, weil man die Details der Steuerung nicht hervorheben soll: der Fleck befindet sich im Zentrum des ausgesonderten Außensystems.

Wir fangen an, uns im Uhrzeigersinn zu bewegen - wir können sofort anfangen - und finden sofort eine Linie, die von dieser Ebene im Zentrum läuft, der Ebene, die das Ziel der Steuerung darstellt. Wir fixieren quasi ein Element des Leuchtens, das ausgerechnet das Steuerungssystem darstellt.

Das Schema der Steuerung:

• Sie sondern im unendlichen Raum ein Element aus, durch das die Steuerung durchgeführt wird, das heißt Sie sind so eine Art des Steuerungszentrums;

• die Steuerung in diesem Fall ist einfach und sehr schnell, sie entspricht dem Prinzip der blitzschnellen Steuerung;

- Aussondern des zentralen Flecks der Steuerung - im zentralen Bereich - ohne jegliche besondere Eigenschaften;

- es ist genug, auf der geistigen Ebene einfach das Ziel zu halten und den zentralen Bereich der Steuerung auszusondern;

- dabei wird der ganze peripherische Raum ausgesondert;

- auf der linken Seite - am besten so nah zum Herzen wie möglich - wird ausgerechnet der Bereich der Lehre ausgesondert, der der Verhinderung einer eventuellen globalen Katastrophe entspricht. Und wenn Sie sich praktisch blitzschnell nach rechts bewegen - Sie werden es später sehen - finden Sie sich quasi auf der harten Phase der Farbe wieder;

- sobald Sie ausgerechnet diese harte Phase der Farbe fixiert haben, findet die Steuerung statt.

Auf dieser Ebene der Steuerung gibt es nur drei Handlungselemente:

➢ es ist das Aussondern des bestimmten Bereichs der Steuerung ohne das System richtig zu kennen

➢ danach kommt ausgerechnet das Aussondern der Farbe, die dem Bereich der Lehre über die Verhinderung einer eventuellen globalen Katastrophe entspricht;

➢ und die nächste Handlung gleich danach wird im Uhrzeigersinn ausgeführt. Es ist das Aussondern des Steuerungszentrums.

Man muss diese Methode einige Male wiederholen: je öfter Sie die Methode wiederholen, desto schneller finden Sie den direkten Steuerungsweg, auf dem ein quasi konusartiges Prinzip der Steuerung entsteht - aber bereits ein räumliches. Man muss nicht unbedingt das räumliche Prinzip anwenden, sondern ausgerechnet die Bewegung von rechts nach links in Bezug auf den physischen Körper machen.

Der Übergang in den vieldimensionalen Bereich ist die Selbstwahrnehmung der Form: die Akzeptanz dieser Prinzipien macht die Steuerung aus. *"Es ergibt sich, dass jede Aufgabe, die Sie bekommen, gelöst wird."* Die Aufgabe: nur zwei Sachen fixieren, wie die Uhrzeiger: eine Linie ist der Bereich der Lehre von Grigori Grabovoi, der der Verhinderung einer eventuellen globalen Katastrophe entspricht, *"und die zweite Linie ist eigentlich die Fixierung selbst - es ist das, was man berücksichtigen muss, damit die Steuerung stattfinden kann."*

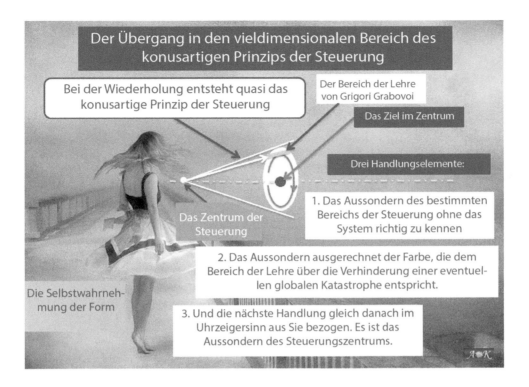

Der Übergang in den vieldimensionalen Bereich des konusartigen Prinzips der Steuerung

Bei der Wiederholung entsteht quasi das konusartige Prinzip der Steuerung

Der Bereich der Lehre von Grigori Grabovoi

Das Ziel im Zentrum

Drei Handlungselemente:

1. Das Aussondern des bestimmten Bereichs der Steuerung ohne das System richtig zu kennen

Das Zentrum der Steuerung

2. Das Aussondern ausgerechnet der Farbe, die dem Bereich der Lehre über die Verhinderung einer eventuellen globalen Katastrophe entspricht.

Die Selbstwahrneh-mung der Form

3. Und die nächste Handlung gleich danach im Uhrzeigersinn aus Sie bezogen. Es ist das Aussondern des Steuerungszentrums.

Und weil Sie immer Ihre eigene Form kennen, können Sie alle Fragen bezüglich Ihrer Ziele, die Sie auf telepatische Weise bekommen, beantworten, sogar im Schlaf und so weiter: es ist ein System, das vom System ständiger Konzentration durch das Bewusstsein ziemlich unabhängig ist. Ungeachtet dessen kann man diese Steuerungsmethoden genauso gut im Alltag anwenden.

Zum Beispiel während die kollektive Konzentration des Bewusstseins in Bezug auf spezielle Fragen und Gesetze läuft, kann man die Konzentration in einem optischen System durchführen und dadurch den Zugang farbig machen: die kollektive Phase kann sehr schnell und stark beleuchtet werden. Man kann ebenso konkrete Farben durch die Konzentration definieren: wenn wir annehmen, dass es nur eine weiße oder weiß-silberne Farbe ist, können wir trotzdem die kollektive Phase sehr schnell und, sagen wir, räumlich bestimmen - ihr Volumgewicht per eine Einheit des Kollektivbewusstseins wird sehr hoch sein.

Im Prinzip funktioniert dieses System sogar wenn der Mensch schläft. Die Steuerung wird durch einen optischen Strahl durchgeführt, das heißt durch das Licht oder durch die Farbe: die meisten Sachen werden bekannt und verständlich vorkommen.

30. Die Methode der Steuerung ist ein Lichtfetzen

Die fünfte Methode der Steuerung durch Farbe aus dem gegebenen Vorlesungskurs liegt in Folgendem: der Mensch sondert einen Raum um sich herum, das heißt um den physischen

Körper herum, aus - in Form eines mit Licht aufgefüllten Bereichs, als ob gerade ein Scheinwerfer leuchtet. Dieser Scheinwerfer leuchtet nicht aus dem nirgendwo sondern ausgerechnet Sie sind die Quelle dieses vertikalen Lichtpfahls.

Die Ebene des Lichts auf der Ebene der logischen Phase der Wahrnehmung wird im Seminar zum Beispiel wie folgt beschrieben: Sie stehen in einem unendlichen Raum - das Licht ist sehr intensiv, es fängt auf der Ebene Ihrer Füße an und leuchtet nach oben, mit dem Vektor nach oben.

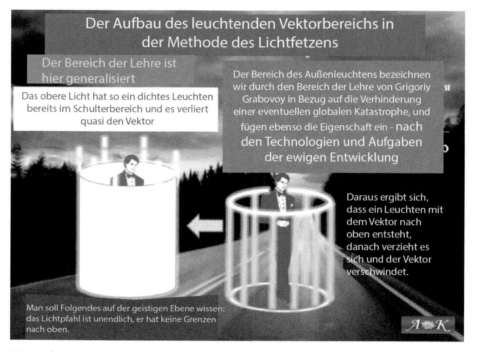

Das obere Licht hat so ein dichtes Leuchten bereits im Schulterbereich und es verliert quasi den Vektor. Der Vektor dieses Leuchtens läuft quasi von der Fußebene und bis zum Schulterbereich, danach gibt es einfach ein Hintergrundleuchten.

Diesen Bereich des Außenleuchtens bezeichnen wir durch den Bereich der Lehre von Grigori Grabovoi in Bezug auf die Verhinderung einer eventuellen globalen Katastrophe, und fügen ebenso die Eigenschaft ein - nach den Technologien und Aufgaben der ewigen Entwicklung. Der Bereich der Lehre wird hier generalisiert sein.

Dieses Außenleuchten kann sich gleich durch eine für Sie gewöhnliche Farbe kennzeichnen: am besten wäre zum Beispiel eine weiße Farbe mit einem silbernen Farbton, aber die Farbe kann gleich helle Töne haben. Man kann sich das Leuchten nur auf einer Seite vorstellen, man muss sich diesen besonderen Pfahl nicht unbedingt hart als einen Zylinder vorstellen. Man soll einfach auf der geistigen Ebene wissen, dass dieser Pfahl, der Sie umgibt, unendlich ist: es gibt dort zum Beispiel keine oberen Grenzen.

Der Bereich des Steuerungsziels wird in Form eines Farbfetzens zwischen Ihrem physischen Körper und diesem Pfahl um Sie herum gestellt, dort wo seine Grenzen anfangen: er kann ca. 20-25 cm vom Körper liegen. Das Steuerungsziel muss man am besten in Form einer Farbe stellen: es wird zum Beispiel angenommen, dass Heilung eine Farbe ist. Wir stellen sie links gegenüber dem Herz.

Wir nehmen einen quasi besonderen Lichtfetzen einer beliebigen Farbe, die wir als das Steuerungsziel bezeichnen. Es ist bereits die Arbeit auf der Ebene der Seele, die durch Farbe stattfindet: wir arbeiten hier mit keinen Systemen, die in der logischen Phase widergespiegelt sind. Also wir nehmen diesen besonderen Farbfetzen und führen ihn heraus durch die logische Phase - die Willensphase - der Steuerung, irgendwo über dem Kopf geben wir die unendlichen Eigenschaften der Realisierung.

Wir haben den Fetzen über den Kopf - wo die Farbintensität des ausgerechnet fundamentalen Plans des Schöpfers bereits hoch ist - geführt, dort fängt das Leuchten an, das eine unendliche Ebene des Zugangs zu jeder beliebigen Phase hat. Und dann haben wir ihn ganz schnell zurückgezogen, an den Platz, an dem wir unser Ziel gebildet haben: zunächst nach oben und dann zurück.

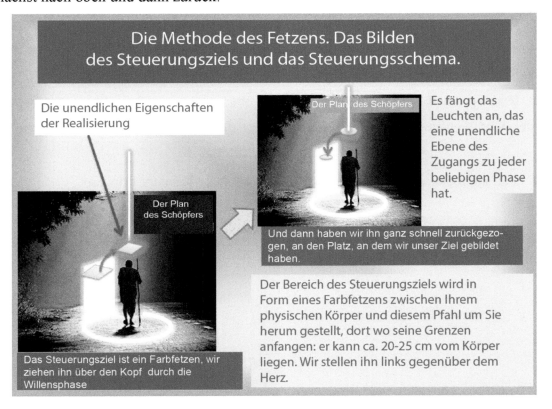

Die Methode des Fetzens. Das Bilden des Steuerungsziels und das Steuerungsschema.

Die unendlichen Eigenschaften der Realisierung

Der Plan des Schöpfers

Das Steuerungsziel ist ein Farbfetzen, wir ziehen ihn über den Kopf durch die Willensphase

Der Plan des Schöpfers

Es fängt das Leuchten an, das eine unendliche Ebene des Zugangs zu jeder beliebigen Phase hat.

Und dann haben wir ihn ganz schnell zurückgezogen, an den Platz, an dem wir unser Ziel gebildet haben.

Der Bereich des Steuerungsziels wird in Form eines Farbfetzens zwischen Ihrem physischen Körper und diesem Pfahl um Sie herum gestellt, dort wo seine Grenzen anfangen: er kann ca. 20-25 cm vom Körper liegen. Wir stellen ihn links gegenüber dem Herz.

Hier findet die Realisierung statt, weil es hier einen schnellen Zugang zu dem unendlichen Bereich gibt: solange wir diesen Fetzen ziehen, kann er schrumpfen. Solange wir einen Umfang ziehen, realisiert sich das Ziel, dann haben wir die Farbe nach oben gezogen und sie - wie ein einzigartiges Photon - fängt an, auseinander zu fliegen.

"Wenn wir ihn zurückgestellt haben, kann es sein, dass er nicht genau so ist, wie vorher, aber Sie müssen wissen, dass sogar ein Punkt dieser Farbe Ihr Ziel in sich trägt - so ein besonderer Fetzen, dessen Ränder bereits keine deutlichen Konturen haben: es kann sein, dass statt eines Rechtecks ein zum Beispiel Kreis oder eine andere ähnliche Form erscheint. Wir haben den Fetzen zurück gestellt und fixiert. Man muss den Fetzen nicht unbedingt zurückstellen, man kann ihn einfach nach oben ziehen - wenn man es für besser hält."

Das Wiederholen des Steuerungsschemas:

➤ das Leuchten fängt an und fließt vertikal nach oben, es ist durch den Bereich der Lehre bezeichnet;

➤ danach fließt es auseinander und es gibt keinen Vektor mehr;

➤ das Ziel ist in Bezug auf Ihren Körper wie ein, sagen wir, kleiner Farbfetzen - Sie müssen die Lage dieses Fetzens quasi in Bezug auf diesen Lichtpfahl und in Bezug auf sich selbst sehen;

➤ damit das Steuerungsziel sich schnell und genau realisieren kann, muss man seine Koordinaten fixieren: Sie schätzen innerlich ungefähr die Lage, Sie gucken quasi auf der inneren Ebene - wo sich der Fetzen befindet und merken es sich;

➤ ferner müssen Sie das Ziel einfach nach oben ziehen - auf die Ebene der Steuerung nach den Gesetzen des Schöpfers - den Gesetzen des ewigen Lebens - ziehen, und es ist alles;

➤ man kann das Ziel ebenso zurück auf seinen Platz herunter bringen.

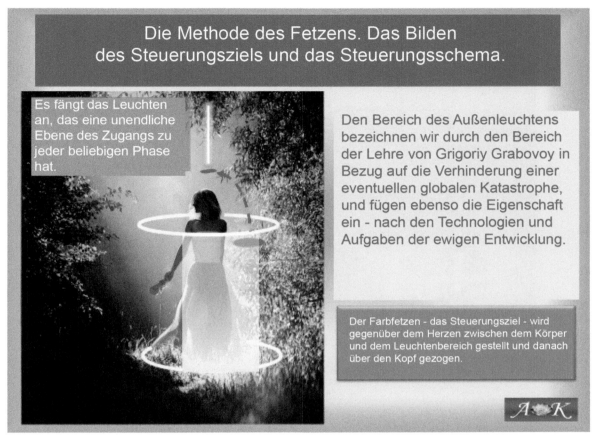

Die Methode des Fetzens. Das Bilden des Steuerungsziels und das Steuerungsschema.

Es fängt das Leuchten an, das eine unendliche Ebene des Zugangs zu jeder beliebigen Phase hat.

Den Bereich des Außenleuchtens bezeichnen wir durch den Bereich der Lehre von Grigoriy Grabovoy in Bezug auf die Verhinderung einer eventuellen globalen Katastrophe, und fügen ebenso die Eigenschaft ein - nach den Technologien und Aufgaben der ewigen Entwicklung.

Der Farbfetzen - das Steuerungsziel - wird gegenüber dem Herzen zwischen dem Körper und dem Leuchtenbereich gestellt und danach über den Kopf gezogen.

Wir bekommen eigentlich eine Steuerung ohne die Ebene der Ermittlungskennzeichen: die Steuerung wird so ausgeführt als ob es keinen Einfluss gäbe. *„Es kann so sein, dass ein Stück Gewebe, ein Organ einfach gewachsen ist, als ob es immer da wäre, obwohl es es dort nicht gegeben hat, oder es kann so sein, dass ein Ereignis stattgefunden hat, das so harmonisch ist, dass sich die ganze Welt eigentlich so entwickelt - es entspricht quasi den Bedingungen der Entwicklung der Welt, des Weltbilds."*

Hier hat ausgerechnet das geistige Sehen der eigenen gewöhnlichen physischen Form eine große Bedeutung, weil Sie in dem Fall unter anderem Ihre eigene Form steuern - die Form, die in Bezug auf die Wahrnehmung des Lichts umstrukturiert ist. Bereits im Ermittlungsteil arbeiten Sie in der Phase, in der der Geist den Körper im Grunde genommen organisiert. *„Und das an sich ist das Prinzip der ewigen Steuerung, der ewigen Entwicklung des Körpers."*

„Wenn Sie diese Ebene nutzen, können Sie im Grunde genommen jede beliebige Steuerung durchführen - ebenso auch aus dem Grund, dass die Struktur der Ewigkeit die unendliche Steuerung ist, und wenn diese noch einen unendlichen Zugang hat, dann können Sie jedes Ereignis im Grunde genommen unter der Bedingung, dass das Koordinatensystem ziemlich genau ist, ja?... realisieren.

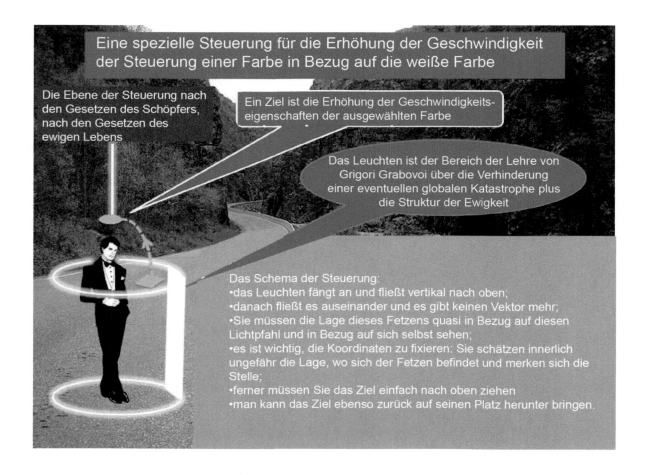

Es ist sehr wichtig, die Technologien genau zu verstehen, diese werden oft im Autorentext, in den Übergängen, Erklärungen, manchmal Wiederholungen, Gegenüberstellungen und SO weiter beschrieben. Deswegen ist es in erster Linie wichtig das Seminar zu besuchen, in dem eine unmittelbare Kommunikation mit Grigori Petrovich Grabovoi stattfindet.

„Wenn Sie mit einer Farbe arbeiten, sollen Sie sich nach Möglichkeit an folgende Regel halten: keine andere Farbe außer weißer oder weiß-silberner soll nach Möglichkeit die Geschwindigkeit der Steuerung in Ihrer Wahrnehmung nicht mindern."

In manchen Fällen müssen Sie die steuernden Konstruktionen ausgerechnet der Geschwindigkeit der Steuerungsverbreitung nach Bedarf erhöhen, wenn Sie mit einer Farbe arbeiten. Zum Beispiel Sie sind der Meinung, dass ausgerechnet diese Farbe ausgerechnet in dieser Situation helfen kann, dann führen Sie die spezielle Steuerung für die Erhöhung der Geschwindigkeitseigenschaften der Farbe durch. Es ergibt sich, dass Sie quasi die Farbe beleben. *„Man kann quasi belebte selbständige Systeme erschaffen, die ständig das Ziel*

Ihrer Steuerung realisieren, sogar wenn Sie dieses nur einmal gestellt haben, weil diese Systeme einfach mit den farbigen Systemen des Lebens synchronisiert sind."

DIE STEUERUNG DURCH EINEN KLANG - DREI METHODEN.

DIE STEUERUNG DURCH FORMEN - ZWEI METHODEN

31. Die Steuerung durch die Ebene des globalen Klangs

Der Bildungskurs der Steuerung endet mit einem ziemlich leichten Stoff. Die erste Methode der Steuerung durch einen Klang liegt darin, dass Sie die Ebene des ausgerechnet globalen Klangs betrachten, der sich um Sie herum befindet. Dabei gibt es keine Einschränkungen, keine Formen - es gibt nur einen Klang.

Und wenn Sie die Ebene des globalen Klangs betrachtet haben, bestimmen Sie die erste Welle des Klangs durch den Bereich der Lehre von Grigori Grabovoi, der der Verhinderung einer globalen Katastrophe entspricht. Man muss ganz deutlich festlegen, dass das Erste, was wir hören werden, nachdem wir angefangen haben, den Klang zu generieren, wird der Bereich der Lehre sein. *„Ein Klang kann in Form bestimmter Ebenen solcher wie, sagen wir, ein gewöhnlicher Klang generiert werden."*

Die Erfahrung zeigt, dass der Klang ganz leicht gesteuert werden kann, wenn wir anfangen, mit ihm zu arbeiten.

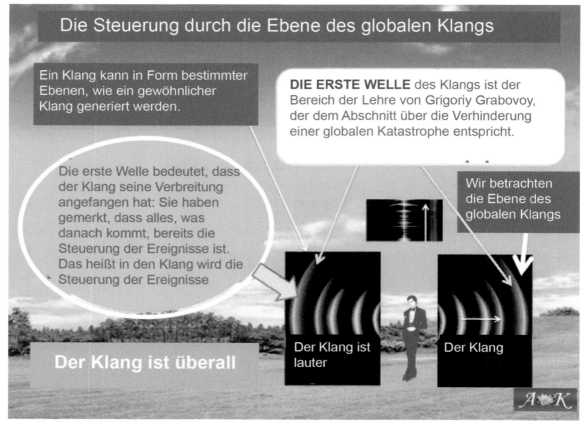

Das Schema der Steuerung:

❖ die Ebene des globalen Klangs betrachten;

❖ die erste Welle des Klangs mit dem Bereich der Lehre von Grigori Grabovoi, der der Verhinderung einer eventuellen globalen Katastrophe entspricht, in Zusammenhang bringen;

❖ sich merken, dass der Klang, in dem es die Steuerung nach Ihrer Aufgabe gibt, weiter zum Beispiel in die Steuerung der Ereignisse übergeht.

32. Die Steuerung durch eine lokale Schallwelle

Die zweite Methode liegt darin, dass bei der Steuerung durch einen Klang die zu Ihnen laufende Welle wahrgenommen wird. *„Es ist bereits ein lokales System."* In der ersten Methode haben Sie den Klang überall um sich herum gehört, in dieser Methode kommt der Klang von irgendwoher, wie eine lokale Welle: zum Beispiel fliegt ein Flugzeug - Sie hören den Klang lokal, von einem Ort - und Sie nehmen den Klang wahr.

Wir bestimmen die erste Welle des Klangs durch den Bereich der Lehre von Grigori Grabovoi, der der Verhinderung einer eventuellen globalen Katastrophe und der Sicherstellung der ewigen Entwicklung entspricht. Hier gibt es zwei Komponenten: der

Bereich enthält die Ebene der Sicherstellung der ewigen Entwicklung. Die erste Welle ist der Bereich der Lehre nach zwei Komponenten.

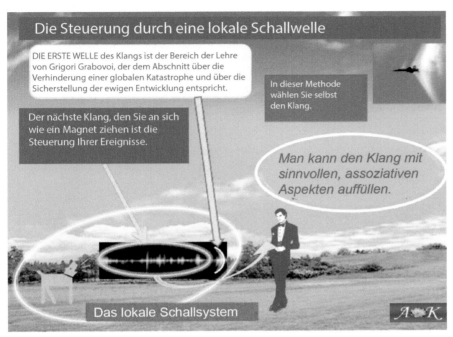

Der nächste Klang, den Sie an sich wie ein Magnet ziehen, ist die Steuerung Ihrer Ereignisse. Der Klang kann verschieden sein: man kann quasi eine Melodie aussondern, man kann einfach das Generieren eines chaotischen Klangs aussondern - als Wellenbrausen oder eine Sturzwelle. In dieser Methode wählen Sie selbst den Klang - es kann zum Beispiel auch das Hundebellen sein - kein Problem, wenn Sie der Meinung sind, dass das Hundebellen steuern kann. Übrigens wenn ein Hund bellt, sperrt er dabei jemandem den Weg ab, und es gehört bereits zu einem Steuerungssystem. *„Das heißt man kann den Klang mit sinnvollen, assoziativen Aspekten auffüllen."*

33. Das Generieren des Klangs neben sich

Die dritte Methode der Steuerung durch einen Klang *„liegt darin, dass Sie anfangen, den Klang neben sich zu generieren und danach stoßen Sie ihn von sich als ob mithilfe einer Welle ab."* Die erste Welle des Generierens - die Sie generieren - entspricht dem Bereich der Lehre von Grigori Grabovoi in Bezug auf die Verhinderung einer eventuellen globalen Katastrophe. Hier wird eine davon betrachtet. Das Nächste, was Sie generieren, ist praktisch das Steuerungsziel.

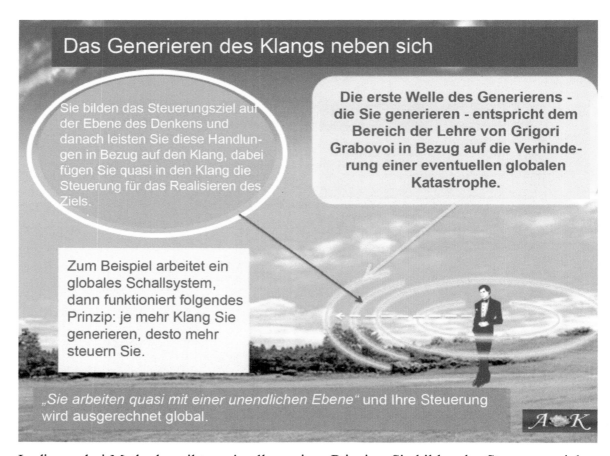

In diesen drei Methoden gibt es ein allgemeines Prinzip - Sie bilden das Steuerungsziel, *„das heißt Sie bilden das Steuerungsziel auf der Ebene des Denkens und danach leisten Sie diese Handlungen in Bezug auf den Klang, dabei fügen Sie quasi in den Klang die Steuerung für das Realisieren des Ziels."* Zum Beispiel arbeitet ein globales Schallsystem, dann funktioniert folgendes Prinzip: je mehr Klang Sie generieren, desto mehr steuern Sie.

Zum Zeitpunkt des Generierens können Sie die Lichtformen sehen: zum Beispiel eine Welle ist sichtbar, weil Sie diese ohnehin als eine silberne Kontur so einer chaotischen Welle oder als einen Sonnenlichtpunkt sehen. *„Sie können es anschauen, Sie können es nicht anschauen, Sie können einfach nur mit dem Klang arbeiten, oder Sie können ausgerechnet betrachten, wie die Welle aussieht... Zum Beispiel für einen Musiker ist es besser, mit dem Klang zu arbeiten, aber ohne Lichtoptische Bilder: deswegen versteht er ganz genau, was die Welle auf der geistigen Ebene bedeutet, aber er kann zum Beispiel keine Lichtoptik wahrnehmen."*

Bei der Realisierung der unendlichen Entwicklung der Schallwelle - das Generieren des Klangs neben sich - haben Sie keine Einschränkungen.

Hier werden die Eigenschaften des Klangs - jede Fragmentation des Klangs - verwendet, weil es keine Einschränkungen zum Beispiel im Raum oder zeitlich gesehen gibt, in diesem Fall ist der Klang ein absolutes System, das sich ausgerechnet im Raum der

Wahrnehmung verbreitet. *„Und deswegen ergibt es sich, dass Sie quasi trotzdem mit der unendlichen Ebene arbeiten, Sie schränken sich mit keiner tragenden Plattform für die Steuerung ein"*: dann wird Ihre Steuerung sofort ausgerechnet global.

Das Prinzip der Globalisierung liegt darin, dass Sie ausgerechnet mit dem Begriff des Klangs arbeiten - und sogar mit der Lichtoptik nicht arbeiten. Diese gibt es, aber sie kann zum Beispiel unkonzentriert sein. Und der Klang ist die Grundeigenschaft der gegebenen Arbeit.

DIE STEUERUNG DURCH FORMEN

34. Die Steuerung durch die weiß-silberne Sphäre

Die erste Methode der Steuerung durch Formen ist ganz einfach. Die Methode liegt darin, dass in die Steuerung eine Sphäre eingefügt wird, die sich überall befinden kann. Die Form der Sphäre hat eine weiß-silberne Farbe, die man sich überall vorstellen oder diese wahrnehmen kann, das heißt ihre Lage wird nie fixiert.

Die Außenfläche der Sphäre entspricht dem Bereich der Lehre von Grigori Grabovoi in Bezug auf die Verhinderung einer eventuellen globalen Katastrophe und auf die Sicherstellung der ewigen harmonischen Entwicklung. Und der innere Bereich ist der Bereich der Steuerung, Ihre Steuerungsebene. Und die Aufgabe - das erste Steuerungselement - ist es, diese zwei Ebenen einfach zu verteilen.

„Weil die Außenfläche Ihnen bekannt ist, fixieren Sie die innere Fläche im Bewusstsein." Es gibt ein gewisses Delta zwischen der inneren und äußeren Fläche. Es wird oft nur mit einer Fläche gearbeitet: wir halten im Bewusstsein das Steuerungsziel.

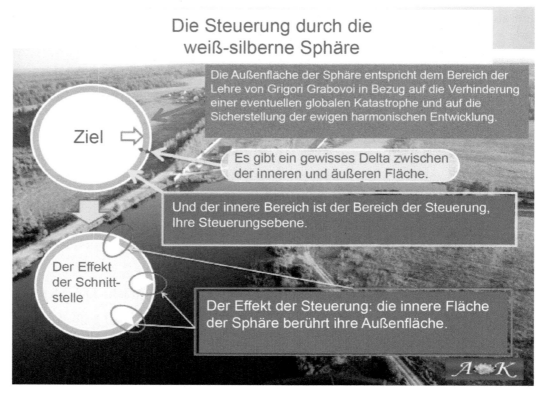

Die Steuerung durch die weiß-silberne Sphäre

Die Außenfläche der Sphäre entspricht dem Bereich der Lehre von Grigori Grabovoi in Bezug auf die Verhinderung einer eventuellen globalen Katastrophe und auf die Sicherstellung der ewigen harmonischen Entwicklung.

Ziel

Es gibt ein gewisses Delta zwischen der inneren und äußeren Fläche.

Und der innere Bereich ist der Bereich der Steuerung, Ihre Steuerungsebene.

Der Effekt der Schnittstelle

Der Effekt der Steuerung: die innere Fläche der Sphäre berührt ihre Außenfläche.

Hier kann man den Effekt der Zugänglichkeit der Steuerung beobachten. Der Effekt der Steuerung liegt ausgerechnet darin, dass die innere Fläche der Sphäre mindestens an einem Punkt ihre Außenfläche berührt. Der Effekt der Schnittstelle wird in der Regel in Form von einem Punkt auf einer gewissen Hintergrundebene des Leuchtens beleuchtet. *„Und Sie bekommen einen steuernden Effekt, das heißt Sie haben einen Steuerungszyklus beendet."* Im Prinzip kann man weitere Punkte bilden, das heißt die Flächen an vielen Punkten verbinden. Und weiter wird es keine Probleme geben.

35. Die Übertragung der flachen Form eines Dreiecks in den Raum eines unendlichen Pfahls

Die Steuerung durch Formen in der zweiten Methode liegt darin, dass zunächst einfach ein Dreieck im Wahrnehmungsraum ausgesondert wird, das durch Drehen in eine konusartige Form mit der Spitze nach unten übertragen wird, danach wird die konusartige Form in den unendlichen vertikalen Pfahl eingefügt.

Und dieser vertikale Pfahl ist der Bereich der Lehre von Grigori Grabovoi, der der Verhinderung einer eventuellen globalen Katastrophe und der Sicherstellung der ewigen harmonischen Entwicklung entspricht. Die erste Ebene der Steuerung: der Pfahl fängt an, den Konus zu beleuchten. *„Der Konus selbst, der in diesem Pfahl beleuchtet wird, ist das Steuerungsziel: das heißt einfach so ein Konus. "*

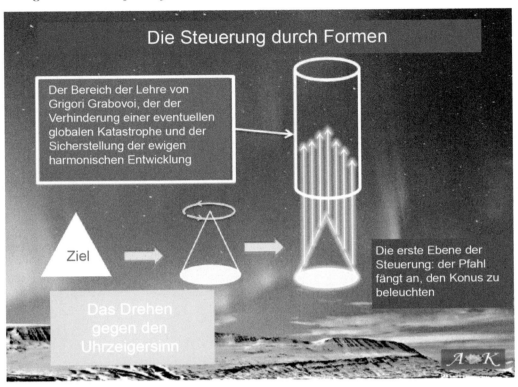

Diese Steuerungsmethode durch die Form ist das Prinzip der Übertragung einer begrenzten Form in eine unendliche. *„Und der Effekt der Steuerung liegt ausgerechnet in der Übertragung. Das heißt, dass der Effekt der Steuerung sogar nicht in der Form liegt. Es ist die Besonderheit der geistigen Steuerung. Es ist so gut wie eine logische Phase in den Geist zu übertragen: und wir bekommen den Effekt der Steuerung durch die Übertragung einer begrenzten Form in eine unendliche. "*

Das Steuerungsschema dieser Methode ist wie folgt:

1. zunächst haben wir ein Dreieck im Wahrnehmungsraum;

2. durch das Drehen des Dreiecks gegen den Uhrzeigersinn bekommen wir ein Konus. Oder wir können gleich den Konus wahrnehmen;

3. der Konus fängt an zu leuchten - er geht quasi nach oben über;

4. das Leuchten geht nach oben und schlägt nach unten durch - und es entsteht so ein unendlicher vertikaler Pfahl.

Das Außenleuchten ist ein unendlicher Zylinder. Die zylindrische Fläche ist der Bereich der Lehre von Grigori Grabovoi, der der Verhinderung einer eventuellen globalen Katastrophe und der Sicherstellung der ewigen harmonischen Entwicklung entspricht. Der

Steuerungsbereich ist ausgerechnet die Konusfläche, die durch das weiß-silberne Licht dieses Steuerungspfahls beleuchtet wird.

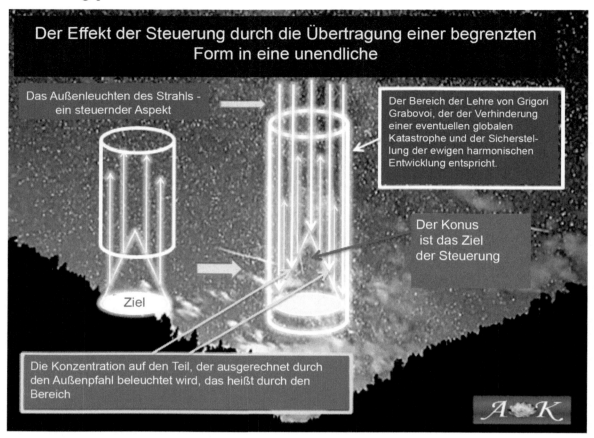

"Die Steuerung wird so ausgeführt, dass wir aus einer begrenzten ziemlich einfachen flachen Form eine räumliche und anschließend eine unendliche Form bekommen. Und die unendliche Form in ihrem beleuchteten Bereich wirkt wie ein steuernder Aspekt des Ziels."

Zunächst leuchtet der Strahl vom Konus. Eine einfach logische Entwicklung zeigt, dass ein rückgängiges Leuchten des Strahls von oben - das Außenleuchten - bringt ausgerechnet den steuernden Aspekt ein. Es kann mehr Licht auf dem Konus geben, woanders kann es weniger geben. Man muss sich auf den Bereich konzentrieren und den Bereich in der Wahrnehmung aussondern, der ausgerechnet mit dem Außenpfahl, das heißt mit dem Bereich der Lehre von Grigori Grabovoi, beleuchtet ist.

Die fünf Methoden sind maximal einfach und verwenden solche bekannte Begriffe wie Klang und Form. Mehr wird hier nicht angewendet. In der zweiten Methode der Steuerung durch eine Form wird der Begriff eines unendlichen Pfahls verwendet, aber es ist genau das, was man im folgendem studieren soll: eigentlich wird es empfohlen, die Details dieser Steuerung zu studieren.

Grabovoi G.P.: "Hier sehen Sie, dass wenn wir zum Beispiel eine globale Steuerung durchführen, machen wir praktisch ausgerechnet die globale Entwicklung intensiver, das heißt wir geben das Wissen blitzschnell an alle weiter, das nachfolgende Wissen, ja?... das Sie sich zum Beispiel dank Ihrer Technologien angeeignet haben - dank dessen, dass Sie jemanden gelehrt haben oder dank dessen, dass Sie Ihre Aufgaben gelöst haben. Und andere Menschen haben sich ebenso das Wissen angeeignet und übermitteln es an andere."

Und es ergibt sich, dass es bereits ein anderes Licht ist - das Licht, das Menschen erschaffen haben, in dem Menschen die globale Steuerung selbständig ausführen können, in dem sie absolut selbständig sowohl ihre eigene Aufgabe als auch die Aufgaben aller lösen können, ja?... aller Zivilisationen, und selbstverständlich die Aufgaben der ewigen Entwicklung. Selbstverständlich wird Gott in jedem Fall den Menschen helfen." ("Die Lehre von Grigori Grabovoi

Und es ergibt sich, dass es bereits ein anderes Licht ist - das Licht, das Menschen erschaffen haben, in dem Menschen die globale Steuerung selbständig ausführen können, in dem sie absolut selbständig sowohl ihre eigene Aufgabe als auch die Aufgaben aller lösen können, ja?... aller Zivilisationen, und selbstverständlich die Aufgaben der ewigen Entwicklung. Selbstverständlich wird Gott in jedem Fall den Menschen helfen." ("Die Lehre von Grigorioy Grabovoi über Gott. Die globale Handlung von Gott", 16. Juni 2004).

Literaturquellen:

1. Grabovoi G. P., „**Die 1. Vorlesung. Die Entführung** - für die Referenten der Anfangsstufe", 16. April 2002;

2. Grabovoi G. P. „**LNU Vorlesung 2**. Das System der Rettung und harmonischer Entwicklung von Grigori Grabovoi. Die Methode der Steuerung durch die Konzentration auf die Zahlen und Bildung von Zahlenreihen", 23. April 2002;

3. Grabovoi G. P.: „**LNU Vorlesung 3**. Das System der Rettung und harmonischer Entwicklung. Steuerung durch Sätze. Acht Methoden", 14. Mai 2002;

4. Grabovoi G. P.: „**LNU Vorlesung 4**. Das System der Rettung und harmonischer Entwicklung. Technologien und Methoden der Steuerung durch Farben", 22. Mai 2002;

5. Grabovoi G. P.: „**LNU Vorlesung 5**. Die Technologie der Rettung und harmonischer Entwicklung. Die Methoden der Steuerung durch Klang und Farben", 27. Mai 2002;

6. Grabovoi G. P.: „Die Methoden des Vorantreibens der Werke von Grigori Grabovoi im Sozialnetz Internet", 2006;

7. Grabovoi G. P.: „Die Lehre von Grigori Grabovoi über Gott. Die globale Handlung Gottes", 16. Juni 2004.

Lightning Source UK Ltd.
Milton Keynes UK
UKOW07f0210261017
311627UK00005B/55/P